DAS EXSICCOSEPROBLEM

VON

PROFESSOR DR. ERWIN SCHIFF
BERLIN

MIT 11 ABBILDUNGEN

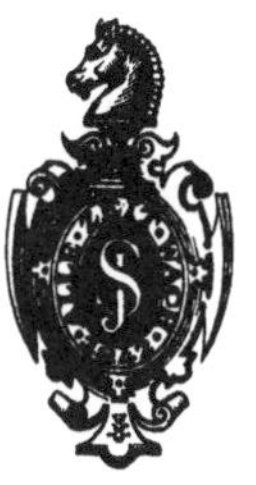

BERLIN
VERLAG VON JULIUS SPRINGER
1929

SONDERAUSGABE
DES GLEICHNAMIGEN BEITRAGES
IN „ERGEBNISSE DER INNEREN MEDIZIN
UND KINDERHEILKUNDE" · BAND 35.

ISBN 978-3-642-50551-5   ISBN 978-3-642-50861-5 (eBook)
DOI 10.1007/978-3-642-50861-5

Vorwort.

Die Kinderärzte haben schon lange die klinische Bedeutung der akuten Wasserverarmung für den Säuglingsorganismus erkannt. Bis zum Jahre 1919, als wir mit unseren Untersuchungen begannen, lagen aber nur wenig exakte Angaben vor, die uns einen näheren Einblick in das Stoffwechselgeschehen bei der akuten Wasserverarmung des Körpers hätten gewähren können. Diese unseres Erachtens empfindliche Lücke versuchten wir auszufüllen, und arbeiteten bis jetzt fortlaufend an diesem Problem. Diese Untersuchungen, über die wir in den letzten 10 Jahren in Form von Einzelmitteilungen in den Fachzeitschriften berichtet haben, sind nun bis zu einem gewissen Abschluß gelangt. Dies veranlaßt uns zu einer zusammenfassenden und einheitlichen Darstellung. Es liegt in der Natur der Sache, daß eine restlose Aufklärung aller mit dem Problem der akuten Wasserverarmung verknüpften Fragen nicht gelungen ist. Immerhin glauben wir, daß unsere Untersuchungen zur Klärung des Problems einiges beigetragen haben, indem sie für manche klinischen Erscheinungen eine durch exakte Untersuchungen gestützte Deutung ermöglichen und vielleicht auch den Weg einer zielbewußten Therapie zeigen.

Es ist mir eine angenehme Pflicht, allen meinen Mitarbeitern, die an der Ausführung dieser Untersuchungen regen Anteil nahmen — W. Bayer, J. Caspari, C. Choremis, H. Eliasberg, M. Fukuyama, S. Karelitz, R. Kochmann, K. Mosse, E. Stransky — meinen Dank auszusprechen. Dank gebührt auch der Verlagsbuchhandlung Julius Springer, deren Entgegenkommen die Herausgabe dieser Monographie ermöglicht hat.

Berlin, im März 1929.

E. Schiff.

Inhaltsverzeichnis.

Literatur.

Abelin, J.: Bedeutung des Phosphates für den Kohlenhydratumsatz. Biochem. Z. 175, 274 (1926).
— Wirkung der proteinogenen Amine auf den Gaswechsel. Biochem. Z. 101, 197 (1920).
— und Corral: Untersuchungen über den Kohlenhydratstoffwechsel an der überlebenden Hundeleber. Biochem. Z. 83, 62 (1917).
Abelin und Jaffe: Über den Einfluß der proteinogenen Amine usw. auf den Kohlenhydratstoffwechsel der Leber. Biochem. Z. 102, 39 (1920).
Adam: Endogene Infektion und Immunität. Jb. Kinderheilk. 99, 86 (1922).
— Zur Pathologie der schweren Durchfallerkrankungen des Säuglings. Mschr. Kinderheilk. 37, 275 (1926).
— Biologie der Dyspepsiekoli und ihre Beziehungen zur Pathogenese der Dyspepsie und Intoxikation. Jb. Kinderheilk. 101, 295 (1923).
— Dyspepsiekoli. Jb. Kinderheilk. 116 (1927).
Aron und Franz: Organische Säuren im Säuglingsharn. Mschr. Kinderheilk. 12 (1914).
Asher, L.: Beiträge zur Physiologie der Drüsen. Biochem. Z. 21, 355 (1909).
Aub, J.: Untersuchungen beim experimentellen Shock, 1. Mitteilung. Ref. Ber. Physiol. 8, 288 (1921).
Aub und Cunningham: 2. Mitteilung: Ret. Ber. Physiol. 8, 288 (1921).
— und Wu: 3. Mitteilung: Ber. Physiol. 8, 288 (1921).
Audowa und Wagner: Zur Kenntnis der Insulinwirkung. Klin. Wschr. 1924, 231.
Bakwin: Fever in new-born infants. Amer. J. Dis. Childr. 31, 102 (1926).
— Dehydration fever in new-borns. I u. II. Amer. J. Dis. Childr. 24, 497 u. 508 (1922).
— Morris and Southworth: The effect of fluid on the temperature and blood concentration in the new-born with fever. Amer. J. Dis. Childr. 27, 578 (1924).
Barcroft: Zit. nach Means: Dyspnoea. Baltimore: Williams and Wilkins Co 1925.
Bauer, J.: Lungenblähungen bei der Intoxikation. Mschr. Kinderheilk. 12, 510 (1913).
Bayer, W.: Ikterus nach Transfusion bei einem an Pyurie erkrankten Säugling. Dtsch. med. Wschr. 1924, Nr 19.
Behrens: Ein Fall von alimentärer Intoxikation durch Eiweißüberfütterung bei Kohlenhydratkarenz. Mschr. Kinderheilk. 21, 265 (1921).
Benjamin: Weitere Untersuchungen zum Eiweißnährschaden des Säuglings. Jb. Kinderheilk. 80, 545 (1914).
Berend und Tezner: A vizeloszlás a csecsemö szervezetében. Orv. Hetil. (ung.) 1911, 3.
Bernheim-Karrer: Die endogene Koliinfektion des Dünndarms. Mschr. Kinderheilk. 25 6, (1923).
Bernuth und Duken: Klinische Beobachtungen über die Stuhlbeschaffenheit und Cylindrurie bei Salzsäuremilch. Arch. Kinderheilk. 80, 21 (1926).
Bertram: Die Bedeutung der Acidose und Alkalose für den Kohlenhydratstoffwechsel, 1. u. 2 Mitteilung. Z. exper. Med. 43, 407 u. 421 (1924).
Bessau: Die enterale Infektion beim Säugling. Dtsch. Ges. Kinderheilk. Jena 1921.
— und Rosenbaum: Zur Pathogenese der Intoxikation. Mschr. Kinderheilk. 38, 138 (1928).
— — Leichtentritt: Beiträge zur Säuglingsintoxikation. Mschr. Kinderheilk. 22, 33 (1921).
— — — Beiträge zur Säuglingsintoxikation. Mschr. Kinderheilk. 22, 1 (1921).
— — — Das Intoxikationssyndrom bei infektiösen Zuständen. Mschr. Kinderheilk. 25, 17 (1923).
— — — Der nervöse Komplex. Mschr. Kinderheilk. 23, 465 (1922).
— — — Das alimentäre Fieber. Mschr. Kinderheilk. 22, 641 (1922).
Beumer und Schäfer: Die Adrenalinhyperglykämie beim Säugling und ihre Beeinflussung durch Calcium und andere Bedingungen. Z. Kinderheilk. 33, 34 (1922).
Bissinger und Lesser: Der Kohlenhydratstoffwechsel der Maus nach Injektion von Zuckerlösungen und von Insulin. Biochem. Z. 168, 398 (1926).
— — und Zipf: Der Mechanismus der Insulinwirkung. Klin. Wschr. 1923, 2233.
Blatherwick, Bell und Hill: Insulin, Kohlenhydrat und Phosphorstoffwechsel bei normalen Individuen. Ber. Physiol. 29, 584 (1925).
Block, W.: Insulin in der Behandlung nichtdiabetischer Zustände im Säuglings- und Kindesalter. Z. Kinderheilk. 44, 205 (1927).
Bollinger and Hartman: Observations on blood phosphates as related to Carbohydrate metabolism. J. of biol. Chem. 64, 91 (1925).

Boyd, G. L.: Plasma Chlorides in ac. intestinal intoxication of children. Amer. J. Dis. Childr. **31**, 514 (1926).
— The aetiologie of acute intestinal intoxication in infants. Arch. int. Med. **31**, 297 (1923).
Bratusch-Marrain: Zur Behandlung der Cholera infantum. Arch. Kinderheilk. **78**, 241 (1926).
— Zur Pathogenese der Cholera infantum. Arch. Kinderheilk. **78**, 246 (1926).
— Zur Kenntnis der Cholera infantum. 36. Tagg. dtsch. Ges. Kinderheilk. Karlsbad **1925**.
— Die Behandlung der Cholera infantum nach Monrad. Münch. med. Wschr. **1925**, 2015.
Brugsch und Horsters: Das Insulinproblem. Klin. Wschr. **1925**, 431.
— und Mitarbeiter: Studien über den intermediären Kohlenhydratumsatz und Insulin. Biochem. Z. **147**, 118; **149**, 1 u. 24; **150**, 50; **151**, 204 u. 318 (1924); **155**, 460; **158**, 144; **164**, 248 (1925).
Brünning, H.: Beziehungen zwischen Lebererkrankungen und postmortaler Oxydationskraft des Lebergewebes. Mschr. Kinderheilk. **2**, 129 (1903).
Burghard: Der Glykogengehalt der Leber bei tödlichen Erkrankungen im Kindesalter. Verh. 38. Verslg dtsch. Ges. Kinderheilk. Budapest **1928**.
Burghard und Paffrath: Untersuchungen über den Glykogengehalt der Leber. 1. u. 2. Mitteilung. Z. Kinderheilk. **45**, 56 u. 68 (1927).
Clausen: Anhydremic acidosis due to lactic acid. Amer. Journ. Dis. Childr. **29**, 761 (1925).
Cobliner: Blutzuckeruntersuchungen bei Säuglingen. Z. Kinderheilk. **1**, 207 (1911).
Cori, C. F.: Insulin und Leberglykogen. Ref. Ber. Physiol. **31**, 381 (1925).
Corral: Respirationsstoffwechselversuche über die Frage der Bildung von Zucker aus Eiweiß und Eiweißabbauprodukten. Biochem. Z. **86**, 176 (1918).
Czerny: Versuche über Bluteindickung und ihre Folgen. Arch. f. exper. Path. **34**, 268 (1894).
— Intoxikationen. Jb. Kinderheilk. **44**, 15 (1897).
— Zirkulationsstörungen bei akuten Ernährungsstörungen des Säuglings. Jb. Kinderheilk. **80**, 601 (1914).
— -Keller: Zur Kenntnis der Gastroenteritis im Säuglingsalter, Säurebildung. Jb. Kinderheilk. **45** (1897).
— Des Kindes Ernährung, Ernährungsstörungen und Ernährungstherapie, 2. Aufl. Berlin-Wien: Franz Deuticke 1923.
— -Kleinschmidt: Weiterer Beitrag zur Kenntnis der Zirkulationsstörungen bei akuten Ernährungsstörungen der Säuglinge. Jb. Kinderheilk. **84**, 440 (1916).
— -Moser: Klinische Beobachtungen an magendarmkranken Kindern im Säuglingsalter. Jb. Kinderheilk. **38**, 430 (1894).
Dennig: Zit. nach Morawitz.
Duzár: Innere Sekretion und Ernährungsstörungen im Säuglingsalter. Mschr. Kinderheilk. **32**, 158 (1926).
— und Hensch: Leberfunktionsprüfungen bei Säuglingen. Mschr. Kinderheilk. **29**, 150 (1925).
— und Rusznýak: Eiweißfraktion und Blutplasma. Mschr. Kinderheilk. **28**, 24 (1924).
Ederer und Kramár: Untersuchungen über Acidose und Hyperglykämie, in dem toxischen Symptomenkomplex. Jb. Kinderheilk. **101**, 159 (1923).
Eggstein, A. A.: Alkalireserve des Blutes beim Proteinkörperstoff. Ref. Ber. Physiol. **9**, 308 (1921).
Elias: Über den Phosphatstoffwechsel und seine Störungen im menschlichen Organismus. Wien: Julius Springer 1924.
— Zur Bedeutung des Säure-Basenhaushaltes und seinen Störungen. Ergebn. inn. Med. **25**, 192 (1924).
Embden und Grafe: Über den Einfluß der Muskelarbeit auf die Phosphorsäureausscheidung. Z. physiol. Chem. **113**, 108 (1921).
— und Laquer: Über die Chemie des Lactacidogens. Z. physiol. Chem. **98**, 181 (1917).
— Schmitz und Meincke: Über den Einfluß der Muskelarbeit auf Lactacidogengehalt der quergestreiften Muskulatur. Z. physiol. Chem. **113**, 10 (1921).
Endres und Lucke: Die Regulation des Blutzuckers und der Blutreaktion beim Menschen. Z. exper. Med. **45**, H. 1/2, 89 (1925).
Euler: Über die Rolle des Glykogens bei der Gärung durch lebende Hefe. Z. physiol. Chem. **89**, 337 (1904).
— und Myrbaeck: Zur Kenntnis der Biokatalisatoren des Kohlenhydratumsatzes. Z. physiol. Chem. **150**, 1 (1925).

4 Erwin Schiff:

Euler, Myrbaek und Nilsson: Neuere Forschungen über den enzymatischen Kohlenhydratabbau. Erg. Physiol. **26**, **531** (1928).

Euler und Nillson: Glucose und Fructose in alkalischen und phosphathaltigen Lösungen. Z. physiol. Chem. **145**, 184 (1926).

Faerber, E.: Besonderheiten in der chemischen Zusammensetzung des Säuglingsgehirns (Toxikose). Jb. Kinderheilk. **98**, 307 (1922).

Falta, W., Högler-Knobloch: Über alimentäre Urobilinogenurie. Münch. med. Wschr. **1921**, Nr 39, 1250.

Farkas, v. G.: Die Wirkung des Albumin-Globulin-Quotienten auf den osmotischen Druck des Serums. Z. exper. Med. **50**, 410 (1926).

Feer, E.: Beihefte der medizinischen Klinik **1909**, Nr 1.

Finkelstein: Lehrbuch der Säuglingskrankheiten. 1. Aufl., II. Berlin 1909.

— Lehrbuch der Säuglingskrankheiten, 2. Aufl., **1921** u. 3. Aufl., **1924**. Berlin: Julius Springer.

— Über alimentäres Fieber. Mschr. Kinderheilk. **37**, 289 (1928).

— Historische Bemerkungen zu dem Aufsatz von L. Schönthal. Z. Kinderheilk. **46**, 501 (1926).

Fischler: Physiologie und Pathologie der Leber. Berlin: Julius Springer 1916.

Foster, G. L.: Studies on carbohydrate metabolism. II. J. biol. Chem. **55**, 302 (1923).

Freise: Durstschäden bei konzentrierten Nahrungsgemischen. Mschr. Kinderheilk. **21**, 24 (1921).

Freudenberg: Das Problem der Acidose bei den Ernährungsstörungen des Säuglings. Erg. inn. Med. **28**, 580 (1925).

Freund: Zur Kenntnis der Oxydationsvorgänge bei gesunden und kranken Säuglingen. Verh. dtsch. Ges. Kinderheilk. Hamburg **1901**, 187.

Fridrichsen: Inaug.-Diss. Kopenhagen. Verlag Buseks 1923.

Gamble, Blacfan and Hamilton: A study of the diuretic action of acid producing salts. J. clin. **1**, Nr 4 (1925).

Glanzmann: Erfahrungen über Eiweißmilch und über ihre Ersatzpräparate. Jb. Kinderheilk. **82**, 261 (1915).

Goebel: Über die Aminosäurefraktion im Säuglingsharn. Z. Kinderheilk. **34**, 94 (1922) u. **38**, 27 (1924).

Goeppert: Die Bedeutung des Durstes für das Manifestwerden der Intoxikation. Mschr. Kinderheilk. **18**, 481 (1920).

Goetzky: Physiologische und pathologische glykämische Reaktion des Säuglings. Z. Kinderheilk. **27**, 195 (1920).

Gottschalk: Der Kohlenhydratumsatz in tierischen Zellen. Jena: Gustav Fischer 1925.

— Neuere Ergebnisse über die ersten Stufen des biochemischen Kohlenhydratabbaues. Klin. Wschr. **1925**, 2454.

Grimm, G.: Über den vasoconstrictorischen Substanzgehalt des Säuglingsblutes bei der alimentären Intoxikation. Mschr. Kinderheilk. **14**, 547 (1918).

Guy: Acidosis and toxic symptoms of severe diarrhoea in infancy. Lancet **201** (1921).

György und Herzberg: Beitrag zum Mechanismus der glykämischen Reaktion nach subcutaner Adrenalinzufuhr. Biochem. Z. **140**, 401 (1923).

Hahn: Die Durchlässigkeit des Magen-Darmkanals ernährungsgestörter Säuglinge für an heterologes Eiweiß gebundenes Antitoxin. Jb. Kinderheilk. **77**, 405 (1913).

— Klocman und Moro: Experimentelle Untersuchungen zur endogenen Infektion des Dünndarmes. Jb. Kinderheilk. **84**, 10 (1916).

Hadane, Wigglesworth und Woodrow: Wirkung von Reaktionsänderungen auf den anorganischen Stoffwechsel des Menschen. Ref. Ber. Physiol. **25**, 317 (1924).

Harrop and Benedict: The participation of inorganic substances in carbohydrate metabolism. J. of biol. Chem. **59**, 683 (1924).

Hartmann and Morton: Chemical changes occurring in the body as the result of certain diseases. Amer. J. Dis. Childr. **32**, 1 (1926).

Hayashi: Über die Durchlässigkeit des Säuglingsdarmes für artfremdes Eiweiß und Doppelzucker. Mschr. Kinderheilk. **12**, 741 (1913).

Heffter: Med. naturw. Arch. **1**, 1 (1908).

Heim: A csecsemökori intoxikatio pathologiaja. Orvosképzés (ung.) Budapest 1926.

— Die Intoxikation. Mschr. Kinderheilk. **31**, 74 (1925).

— Die Pathologie der Säuglingsintoxikation. Dtsch. med. Wschr. **1926**, Nr 404.

Heim: Die Rolle der Wärmestauung und Exsiccation bei der Intoxikation der Säuglinge. Arch. Kinderheilk. **59**, 91 (1913).

— und John: Die Behandlung der Exsiccation. Arch. Kinderheilk. **54**, 65 (1910).

Herzberg: Insulin bei nichtdiabetischer Ketonurie. Klin. Wschr. **1924**, 1816.

Hill and Mc Queen: The capillary pressure and the circulation in shock. Lancet **201**, 65 (1921).

Hiller, H.: The effect of histamine on the acid-base balance. J. biol. Chem. **68**, 833 (1926).

Hirsch, H.: Durstschäden bei Brustkindern. Z. Kinderheilk. **40**, 629 (1926).

— und Moro: Alimentäres Fieber. Jb. Kinderheilk. **86**, 341 (1917).

— — Weitere Untersuchungen über alimentäres Fieber. Jb. Kinderheilk. **88**, 312 (1918).

— and Williams: Hydrogen Ions studies. J. inf. Dis. **30**, 259 (1922).

Hoag, Rivkin-Levine-Wilson, Berliner, Weigele and Anderson: A study of alimetary protein fever. Trans. Amer. pediatr. Soc. **39**, 54 (1927).

Hofmeister: Über den Hungerdiabetes. Arch. exper. Path. **26**, 355 (1890).

Holt, Curtney and Fales: The chemical composition of diarrheale as compared with normal stools in infants. Amer. J. Dis. Childr. **9**, 213 (1915).

Hopkins, F. G.: On current wiews concerning the mechanisms of biological oxydation. Sonderabdruck aus dem Skand. Arch. **1926**, 1.

Hottinger: Studien über den Säure-Basenhaushalt im kindlichen Organismus. Mschr. Kinderheilk. **30**, 497 (1925).

Howland and Marriott: Observation upon the so-called food intoxication of infants with a special reference to the alveolar air. Proc. Soc. exper. Biol. a. Med. **12**, 42 (1914).

— — Acidosis occurring with diarrhea. Amer. J. Dis. Childr. **11**, 310 (1916) u. **12**, 459 (1916).

Issekutz: Über die Wirkung des Insulins auf die Zuckerbildung der Froschleber. Klin. Wschr. **1924**, 280.

Jundell: Über den Stoffwechsel bei der Dyspepsie und der alimentären Intoxikation. Z. Kinderheilk. **8** (1913).

Junkersdorf: Beiträge zur Physiologie der Leber. Pflügers Arch. **186**, 238 (1921).

— Einfluß unphysiologischer Ernährung auf die Leberfunktion. Klin. Wschr. **1925**, 454.

Keith, N. M.: Zit. nach Macleod.

Kleinschmidt: Enterales Eiweißfieber und alimentäre Intoxikation. Jb. Kinderheilk. **103**, 113 (1923).

Koch, J. C.: Über Azotämie und die Ambardsche Konstante bei ernährungsgestörten Säuglingen. Jb. Kinderheilk. **98**, 276 (1922).

— Inaug.-Diss. Leyden 1920.

Koehler, Brunzuist and Loewenhart: The production of acidosis by anoxaemia. J. of biol. Chem. **64**, Nr 2, 313 (1925).

Kramár, E.: Die experimentelle Intoxikation. Jb. Kinderheilk. **114**, 356 (1926).

— Die Rolle des Eiweißes. Jb. Kinderheilk. **115**, 289 (1927).

— und Kovács: Pathologisch-anatomische Beobachtungen bei der experimentellen Intoxikation und Exsiccose. Jb. Kinderheilk. **118**, 94 (1927).

Krámer, D.: Der Adrenalingehalt der Säuglingsnebenniere. Mschr. Kinderheilk. **14**, 531 (1918).

Krasemann: Blutalkalescenzuntersuchungen bei gesunden und kranken Säuglingen. Jb. Kinderheilk. **97**, 85 (1922).

Krogh, A.: Shock- und Blutverlust. Ref. Ber. Physiol. **10**, 140 (1922).

Landsberger: Zur Frage der Ammoniakausscheidung beim Säugling. Mschr. Kinderheilk. **29**, 559 (1925).

Lange und Feldmann: Herzgrößenverhältnisse bei Röntgendurchleuchtung. Mschr. Kinderheilk. **21**, 458 (1921).

Langfeldt: Glycogenformation and glycogenolisis. J. of biol. Chem. **46**, 387 (1921).

Langstein und Langer: Bedenken gegen die Verwendung der Begriffe Toxikose und Intoxikation als Krankheitsbezeichnung. Z. Kinderheilk. **31**, 314 (1922).

Lawaczek: Über die Hexosephosphorsäure des Blutes im normalen und diabetischen Organismus und ihr Verhalten gegenüber Adrenalin und Insulin. Klin. Wschr. **1925**, 1858.

Lepehne: Über Leberfunktionsprüfung. Münch. med. Wschr. **1922**, 342.

Lesser: Innere Sekretion des Pankreas. Jena: Gustav Fischer 1924.

Lindberg: Der Blutzucker im Hunger beim Säugling. Z. Kinderheilk. **15**, 71 (1917).
Lipschitz, W.: Über die chemischen Systeme des Organismus und ihre Fähigkeit
    Energie zu liefern. Handbuch der normalen und pathologischen Physiologie. **1**, 26. Berlin:
    Julius Springer.
Lundsgaard: Anoxaemia. Medicine **4**, Nr 4 (1925).
— und Holboell: Insulinwirkung auf die Glucose. Ref. Ber. Physiol. **31**, 558 (1925).
Lust: Die Durchlässigkeit des Magendarmkanals für heterologes Eiweiß bei ernährungs-
    gestörten Säuglingen. Jb. Kinderheilk. **77**, 243 (1913).
— Die Nutzanwendung der Lehre von der Bedeutung des Eiweißes für die Genese der
    alimentären Intoxikation. Münch. med. Wschr. **1921**, 1353.
— Über den Wassergehalt des Blutes und sein Verhalten bei den Ernährungsstörungen
    des Säuglings. Jb. Kinderheilk. **73**, 85 u. 199 (1911).
— Die Viscosität des Blutes. Arch. Kinderheilk. **54**, 260 (1910).
Macleod, J. J. K.: Physiology and biochemistry in modern medicine. Mosby & Co. 1926.
Maignon et Yung: C. r. d. Seanc. de Biol. **87**, 545 (1922).
Maillet: Zit. nach Stransky.
Marfan, A. B.: La diarrhée choleriforme des nourissons, diagnostic et traitement. Nour-
    risson **1920**, 336.
— Les affections des voies digestives dans la première enfance. Paris: Masson et Co.
    Edit 1923.
— und Borlencourt: Zit. nach Czerny-Keller.
Marriott, Mc.: Some phases of the pathology of nutrition in infancy. Amer. J. Dis. Childr.
    20, 468 (1920).
— Zur Kenntnis der Ernährungsstörungen des Säuglingsalters. Mschr. Kinderheilk. **25**,
    462 (1923).
— Some phases of the pathology of nutrition in infance. The Harvey Soc. lecture.
Matthes: Über neuere Funktionsprüfungen der Leber. Klin. Wschr. **1922**, 502.
Mautner, H.: Die Wasserretention in der Leber nach intravenöser Zuckerinjektion. Arch.
    f. exper. Path. **126**, 255 (1926).
— Die Innervation der Venensperre. Mschr. Kinderheilk. **27**, H. 4, 385.
— Stoffwechselstörungen bei Wassermangel. Mschr. Kinderheilk. **38**, 146 (1928).
— Die Wirkung der Shockgifte in ihrer Beziehung zur Klinik. Mschr. Kinderheilk. **15**,
    283 (1919).
— Welche Krankheitsbilder werden beim Säugling auf Anaphylaxie zurückgeführt? Wien.
    klin. Wschr. **1926**, Nr 30.
— Die Bedeutung der Venen und deren Sperrvorrichtungen für den Wasserhaushalt.
    Wien. Arch. inn. Med. **7**, 251 (1923).
— und Pick: Über die durch Shockgifte erzeugten Zirkulationsstörungen. Biochem. Z.
    127, 72 (1922).
Meier, C.: Ein neuer durch Durst hervorgerufener Symptomenkomplex beim Neugeborenen
    und Säugling. Mschr. Kinderheilk. **19**, 470 (1920).
Meier und Rominger: Die Aminbildung im Säuglingsdarm und die Rolle des Amins
    bei der Säuglingstoxikose. Jb. Kinderheilk. **108** (1925).
Mellanby: Zit. nach Wolff: Zbl. Kinderheilk. 1915. Quart. J. Med. **9**, 164 (1915).
Meyer, L. F.: Stoffwechsel bei der alimentären Intoxikation. Jb. Kinderheilk. **65**, 584 (1907).
— Über den Wasserbedarf des Säuglings. Z. Kinderheilk. **5** (1913).
— und Langstein: Die Acidose des Säuglings. Jb. Kinderheilk. **63**, 30 (1906).
— und Rietschel: Zur Kenntnis des Glykokollabbaues bei den schweren Ernährungs-
    störungen des Säuglings. Biochem. Z. **3**, 33 (1907).
Meyerhof, O.: Die Energieumwandlungen im Muskel. Pflügers Arch. **188**, 114 (1921).
— In Erg. Physiol. **22** (1923).
— Über das Vorkommen des Coferments der alkoholischen Hefegärung im Muskelgewebe
    und seine mutmaßliche Bedeutung im Atmungsmechanismus. Z. physiol. Chem. **101**,
    165 (1920).
Mogwitz: Über den Blutzucker der Säuglinge. Mschr. Kinderheilk. **12**, 569 (1913).
Moll, L.: Zur Ernährungstherapie des dyspeptischen Säuglings. Wien: Moritz Perles 1928.
— Zur caseinfreien Einstellungsdiät bei Durchfallsstörungen im Säuglingsalter. Mschr.
    Kinderheilk. **32**, 428 (1926).

Mollitor und Pick: Zentrale Regulation des Wasserwechsels. 4. Mitt. Biochem. Z. 186, 130 (1927).

Monacow: Über die Funktion der Niere unter gesunden und krankhaften Verhältnissen. Dtsch. Arch. klin. Med. 1917.

Monrad: Zur Behandlung der akuten toxiinfektiösen Gastroenteritis. Mschr. Kinderheilk. 25, 468 (1923).

Morawitz, P.: Pathologie des Wasser- und Mineralstoffwechsels. Oppenheimers Handbuch der Biochemie, 4 II, 253 (1910).

Moro, E.: Die enterale Infektion beim Säugling. Dtsch. Ges. Kinderheilk. Jena 1921.

— Über die Intoxikation. Jb. Kinderheilk. 94, 217 (1921).

Müller, Erich: Durstfieber bei Säuglingen. Berl. klin. Wschr. 1910, 673.

— H.: Über den Oxydationsquotienten. Biochem. Z. 186, 451 (1927).

Nash und Benedict: Über den Ammoniakgehalt des Blutes. Z. physiol. Chem. 136, 130 (1924).

— — The ammonia content of the Blood and its bearing on the mechanism of acid neutralisation in the Animal Organism. J. of biol. Chem. 48, 463 (1921).

— — Note on the Ammonia contents of Blood. J. of biol. Chem. 51, 183 (1922).

Nassau: Die therapeutische Wasseranreicherung des toxisch gestörten Säuglings. Dtsch. med. Wschr. 1926, 407.

— Wärmeregulation und Fieber im Kindesalter. Zbl. Kinderheilk. 15, 417 (1923).

Neuberg, C., Gottschalk und Strauß: Das Eingreifen von Insulin in Abbauvorgänge der tierischen Zelle. Dtsch. med. Wschr. 1923, Nr 45.

— — — Kohlenhydrate in Oppenheimers Handbuch der Biochemie, 2. Aufl., 1, 477 (1924).

— — — Umsatz der Kohlenhydrate. Ebenda 2, 442 (1924).

Nitschke und Meyer zu Hörste: Mineralgehalt und Säure-Basengleichgewicht im Säuglingsserum. Jb. Kinderheilk. 121, 111 (1928).

Noorden, v. und Isaac: Allgemeine Erfahrungen über 50 mit Insulin behandelte Diabetesfälle. Klin. Wschr. 1923, Nr 43, 1968.

— — Weitere Erfahrungen über die Insulinbehandlung des Diabetes. Klin. Wschr. 1924, Nr 17, 720.

Nothmann: Zit. nach P. Morawitz.

Nysten: Blutzucker beim Säugling. Act. paediatr. (Stockh.) 1, 79 (1921).

Oehme: Die Abbängigkeit des Wassersalzbestandes des Körpers vom Säure-Basenhaushalt und vom physiologischen Ionengleichgewicht. Klin. Wschr. 1923, Nr 30.

Orgler: Exsiccose und Toxikose im Säuglingsalter. Dtsch. med. Wschr. 1926, Nr 33.

Perlzweig, Latham und Keefer: Zit. nach Staub.

Petényi: Über das Zustandekommen der Herzverkleinerung bei der Intoxikation. Fortschr. Med. 1922, 62.

— und Lax: Über die Wirkung des Adrenalins auf den Blutzucker. Biochem. Z. 125, 272 (1921).

Peters, Bulger, Eisenman und Lee: Die Konzentration von Säuren und Basen im normalen Plasma. J. of biol. Chem. 67, 141 (1926).

Pfaundler, v.: Über die aktuelle Reaktion des kindlichen Blutes. Arch. Kinderheilk. 41 (1905).

— Zur Frage der Säurevergiftung beim chronisch magendarmkranken Säugling. Jb. Kinderheilk. 60, 719 (1904).

Plantenga: Ätiologie und Pathogenese der sog. alimentären Intoxikation. Jb. Kinderheilk. 109, 195 (1925).

— Serumbehandlung der alimentären Intoxikation. Jb. Kinderheilk. 86, 175 (1917).

Pletnew: Untersuchungen über den Einfluß von Eiweiß und Eiweißabbauprodukten auf die Tätigkeit der Leber. Biochem. Z. 21, 355 (1909).

Pollak, L.: Physiologie und Pathologie der Blutzuckerregulation. Ergeb. inn. Med. 23 (1923).

Powers: A comprehensive plan of treatment for the so called intestinal intoxication of infants. Amer. J. Dis. Childr. 32, 232 (1926).

Reiß, E.: Untersuchungen über Blutkonzentration des Säuglings. Jb. Kinderheilk. 70, 311 (1909).

Reiß, E.: Die refraktometrische Blutuntersuchung und ihre Ergebnisse für die Physio-
logie und Pathologie des Menschen. Erg. inn. Med. 10, 531 (1913).
Retzlaff: Über Prüfungsmethoden der Leberfunktion. Klin. Wschr. 1922, 850.
Richardson: Wirkung in der überlebenden Schildkrötenleber. Biochem. Z. 70, 170
(1915).
Rietschel: Alimentäres Fieber. Med. Klin. 1927, Nr 48.
— Dynamisches Eiweißfieber. Klin. Wschr. 1923, 281.
— Gibt es ein Freß-, Durst- und Schreifieber. Münch. med. Wschr. 1926, 2057.
— Alimentäres Fieber beim Säugling und Kleinkind und seine Behandlung. Ther. Gegenw.
1928, H. 5.
— Bemerkungen über Durstzustände bei Säuglingen und Kleinkindern. Fortschr. Ther.
1927, H. 6.
— Prinkel und Strieck: Über Arbeitshyperthermie bei Säuglingen. Z. Kinderheilk.
43, 221 (1927).
— und Strick: Über das alimentäre Fieber und den Intoxikationszustand der Säug-
linge. Z. Kinderheilk. 43, 106 (1927).
Rohmer, P. et R. Lévy: Recherces sur la permeabilité pathologique de la paroi intestinale
du nourisson et ses rapports avec les phénomènes toxiques du choléra infantile. Arch.
Méd. Enf. 25, 65 (1922).
Rominger: Besonderheiten des Wasserhaushaltes im frühen Kindesalter. Klin. Wschr.
1927, 337.
— Über den Wassergehalt des Blutes des gesunden und ernährungsgestörten Säuglings.
Z. Kinderheilk. 26, 23 (1920).
— und Meyer: Klinisch-experimentelle Untersuchungen über Aminbildung im Säuglings-
darm. Mschr. Kinderheilk. 29, 569 (1925).
Rosenbaum, S.: Wasserverarmung und Wasserzufuhr. Mschr. Kinderheilk. 28, 289 (1924).
— Fett und Glykogengehalt der Leber beim Säuglingsdurchfall. Mschr. Kinderheilk.
31, 16 (1925).
— Das Intoxikationssyndrom im Tierexperiment. Mschr. Kinderheilk. 39, 121 (1928).
— Untersuchungen über den Glykogengehalt der Leber. Z. Kinderheilk. 44, 441 (1928).
— Zur Acidosefrage. Mschr. Kinderheilk. 38, 141 (1927).
Rosenstern, J.: Inanition im Säuglingsalter. Erg. inn. Med. 7, 332 (1911).
Rubner: In Leydens Handbuch der Ernährungslehre. 1, 51 (1897).
Rumpf: Über den Blutzucker im Hunger und über die glykämische Reaktion nach kleinen
Dosen Zucker beim Säugling und Kleinkind. Jb. Kinderheilk. 105, 321 (1924).
Rupprecht: Klinische Beobachtungen zur Frage des alimentären Fiebers. Vereinigung
sächsisch-thüringischer Kinderärzte. Ref. Dtsch. med. Wschr. 1922, 145.
Saferstein: Behandlung der Intoxikationen der Säuglinge mit Insulin. Ref. Zbl. Kinder-
heilk. 21, 591 (1928).
Salge: Die Reaktion des Blutserums bei alimentärer Intoxikation des Säuglings. Z. Kinder-
heilk. 4, 92 (1912).
Salomon: Zit. nach Morawitz.
Schade: Über Quellungsphysiologie und Ödementstehung. Ergeb. inn. Med. 32 (1927).
Scheer: Die endogene Infektion des Dünndarmes beim Säugling (Lit.). Würzburg. Abh.
1924, H. 1.
Schiff, E.: Antagonistische Beeinflussung des Säure-Basengleichgewichtes. Klin. Wschr.
1928, 927.
— Experimentelle Exsiccose und Säure-Basenhaushalt. Verh. dtsch. Ges. Kinderheilk.
Budapest 1927, 133.
— Zur Pathogenese der Toxikose der Säuglinge. Dtsch. med. Wschr. 1924, 1056.
— Der Säure-Basenhaushalt des gesunden und kranken Kindes. Erg. Med. herausg.
v. Brugsch, 12 (1928).
— Wirkung eingeschränkter Wasserzufuhr auf den N- und Cl-Umsatz und die Ammoniak-
ausscheidung. Mschr. Kinderheilk. 15, 593 (1919).
— und Bayer: Ernährungstherapie der Exsiccose. Jb. Kinderheilk. 115, 253 (1927).
— — Experimentelle Exsiccose und Resistenz Infekten gegenüber. Jb. Kinderheilk.
113, 321 (1926).
— — Das Nierensyndrom. Jb. Kinderheilk. 108, 158 (1925).

Schiff, Bayer und Choremis: Experimentelle Exsiccose und Leberglykogen. Jb. Kinderheilk. 109, 287 (1925).
— — und Fukuyama: Das Säure-Basengleichgewicht bei der experimentellen Exsiccose. Jb. Kinderheilk. 109, 161 (1928).
— — und Karelitz: Das Säure-Basengleichgewicht im Blut bei akut fieberhaften Infekten. Jb. Kinderheilk. 118, 17 (1927).
— und Caspari: Chemische Leistungen der Kolibakterien. Jb. Kinderheilk. 102, 53 (1923).
— und Choremis: Experimentelle Exsiccose und Kohlenhydratstoffwechsel. Jb. Kinderheilk. 114, 42 (1926) u. Klin. Wschr. 1926, Nr 39.
— — Experimentell erzeugte Alkalose und Insulinwirkung. Dtsch. med. Wschr. 1926, Nr 41.
— Eliasberg und Bayer: Experimentelle Exsiccose und ihre Beziehungen zum Toxikoseproblem. Jb. Kinderheilk. 106, 263 (1924).
— — und Mosse: Untersuchungen am Duodenalsaft. Jb. Kinderheilk. 102, 278 (1923).
— und Fukuyama: Experimentelle Exsiccose und Glutathion. Jb. Kinderheilk. 121, 1. (1928).
— und Kochmann: Chemische Leistungen der Kolibakterien. Jb. Kinderheilk. 99, 182 (1922).
— und Stransky: Untersuchungen über die Muskelquellung bei akuten und chronischen Gewichtsverlusten des Säuglings. Jb. Kinderheilk. 94, 271 (1921).
Schloß, O. M.: Intestinal intoxication in infants. Amer. J. Dis. Childr. 15, 165 (1918).
— Boston med. J. 187, 427 (1922).
— and Anderson: Allergy to Cows Milk in infants with nutritional disorders. Amer. J. Dis. Childr. 26, 451 (1923).
— and Stetson: The occurrence of acidosis with severe diarrhea. Amer. J. Dis. Childr. 13, 218 (1917).
Schönthal: Veränderungen des Säure-Basenhaushaltes im alimentären Fieber und Kochsalzfieber. Z. Kinderheilk. 46, 491 (1928).
Schwarz und Kohn: Toxic symptoms in infants with gastro-intestinal manifestations. Amer. J. Dis. Childr. 21, 465 (1921).
Sherman, Pucher und Lohnes: Blutchemismus beim Durstfieber. Amer. J. Dis. Childr. 30, 496 (1925).
Sokhey, Singh und Allan: Phosphat und Kohlenhydratstoffwechsel. Ref. Ber. Physiol. 30, 888 (1925).
Spiro: Ionengleichgewicht und Transmineralisation. Mschr. Kinderheilk. 25, 609 (1923).
Staub: Zuckerstoffwechsel des Menschen. Z. klin. Med. 93, 89 (1922).
— Insulin. Berlin: Julius Springer 1925 (Lit.)
— Veränderungen im Ionengehalt des Blutes unter Insulin. Klin. Wschr. 1923, 2337.
— Günther und Fröhlich: Veränderungen im Ionengehalt des Blutes unter Insulin. Klin. Wschr. 1923, 2337.
Steinitz: Einfluß der Ernährungsstörungen auf die chemische Zusammensetzung des Säuglingskörpers. Jb. Kinderheilk. 59, 447 (1904).
Stolte: Zur Toxikosefrage. Mschr. Kinderheilk. 25, 624 (1923).
Stransky: Reststickstoffwerte des Blutes bei Erkrankungen im Kindesalter. Mschr. Kinderheilk. 19, 10 (1921).
— und Trias: Die Darmbakterien. Abh. Kinderheilk. 1926, H. 10.
Straub, W.: Einfluß der Wasserentziehung auf den Stoffwechsel. Z. Biol. 38, 537 (1899).
Talbot: Diskussion zum Vortrage Hoags: Trans. Amer. pediatr. Soc. 39, 54 (1927).
Tezner: Sympathisches Nervensystem beim kranken Säugling. Mschr. Kinderheilk. 12, 399 (1913).
Thiemich: Über Leberdegeneration bei Gastroenteritis. Beitr. path. Anat. 20, 179 (1896).
Thoenes: Untersuchungen zur Frage der Wasserbindung in kolloiden und tierischen Geweben. Biochem. Z. 157, 174 (1925).
— Über den Mineralgehalt des Säuglingsgehirns in der Norm und bei Intoxikationszuständen. Mschr. Kinderheilk. 29, 717 (1925).
— Beiträge zur Säuglingsintoxikation. Mschr. Kinderheilk. 29, 717 (1925).
— Physikalisch-chemische Untersuchungen zur Wasserbindung kindlicher Gewebe. Mschr. Kinderheilk. 29, 378 (1925).
Tisdall, Drake and Brown: Studies on the carbohydrate metabolism of infants. J. Labor. a. clin. Med. 10, 704 (1925).

Tobler, L.: Über die Schwefelausscheidung im Harn beim Säugling. Verh. Ges. Kinderheilk. Salzburg **1909**, 94.
— Über Veränderungen im Mineralstoffbestand des Säuglingskörpers bei akuten und chronischen Gewichtsverlusten. Jb. Kinderheilk. **73**, 566 (1911).
— Zur Kenntnis des Chemismus akuter Gewichtsstürze. Arch. exper. Path. **62**, 431 (1910).
— -Bessau: Allgemeine Pathologie und Physiologie der Ernährung und des Stoffwechsels im Kindesalter (Lit.). Wiesbaden: J. F. Bergmann 1914.
Toenniessen: Die Bedeutung des vegetativen Nervensystems für die Wärmeregulation und den Stoffwechsel. Erg. inn. Med. **23**, 141 (1923).
Traugott: Über das Verhalten des Blutzuckerspiegels bei wiederholter und verschiedener Art enteraler Zuckerzufuhr und über deren Bedeutung für die Leberfunktion. Klin. Wschr. **1922**, 892.
Tschannen: Der Glykogengehalt der Leber bei Ernährung mit Eiweiß und Eiweißabbauprodukten. Biochem. Z. **59**, 202 (1914).
Underhill: Changes in blood concentration with special reference to the treatment of extensive superficial burns. Ann. Surg. **81**, 840 (1925).
— and Kapsinow: The influence of water deprevation upon changes in blood concentration induced by experimental shock. Amer. J. Physiol. **63**, 142 (1922).
— and Ringer: The reaction of blood concentration to peptone shock. J. of Pharmacol. **19**, 163 (1922).
Wagner, R.: Insulin in der Behandlung der Säuglingstoxikosen. Dtsch. med. Wschr. **1926**, 409.
— Erfolgreiche Anwendung von Insulin bei Wasserverlust. Klin. Wschr. **1924**, Nr 50.
Weise: Dyspepsiekoli. Mschr. Kinderheilk. **31**, 407 (1926).
Whipple, Smith und Belt: Shock als Ausdruck einer Gewebsschädigung infolge rascher Entfernung der Plasmaproteine. Ref. Ber. Physiol. **7**, 378 (1921).
Wiederhofer: In Gerhardts Handbuch der Kinderkrankheiten **4 II**, 491 (1880).
Wilmanns: Harnstoffgehalt des Blutes bei der alimentären Intoxikation. Mschr. Kinderheilk. **21**, 31 (1921).
Wirtanen: Insulin und Cozymase. Z. physiol. Chem. **160**, 308 (1926).
Ylppö: Neugeborenen-Hunger- und Intoxikationsacidosis in ihren Beziehungen zueinander. Z. Kinderheilk. **14** (1916).
— Zucker oder Eiweißstoffe bei der Behandlung von Intoxikation bei Säuglingen. Acta paediatr. (Stockh.) **7**, 65 (1928).

Einleitung.

Die klinische Erfahrung hat schon längst die Gefahren erkannt, die die akute Wasserverarmung des Körpers beim Säugling zur Folge hat. Das Verdienst, auf diese wie auch auf die Physiologie und Pathologie des Wasserhaushaltes beim wachsenden Organismus die Aufmerksamkeit gelenkt zu haben, gebührt Czerny. Die klinische Beobachtung lehrte, daß Säuglinge, die durch heftige Durchfälle und Erbrechen plötzlich an Wasser verarmen, in einen quo ad vitam bedenklichen Zustand geraten. Die schwersten Grade solcher akuten Wasserverluste sehen wir bei der Toxikose des Säuglings. Über die schweren Folgen, die durch die akute Wasserverarmung bei dieser Erkrankung veranlaßt werden, sind die Meinungen aller Pädiater einig. Geteilt sind aber die Ansichten der Kinderärzte über die Frage, welche Rolle der Wasserverarmung in der Pathogenese der Toxikose zuzuschreiben ist. Manche Autoren vertreten die Ansicht, daß das ganze Bild der Toxikose nur die Folge der akuten Wasserverarmung des Körpers ist (Heim, Bessau, Marriott), während von anderen diese zwar als eine folgenschwere Erscheinung, jedoch nicht als die Ursache des ganzen Symptomenkomplexes der Toxikose angesehen wird. Bemerkenswert ist, daß obwohl die klinische Bedeutung der akuten Wasserverarmung schon längst erkannt und von Zeit zu Zeit auch entsprechend gewürdigt wurden, Untersuchungen über die Frage, welche Folgen die akute Wasserverarmung als solche für den Säuglingsorganismus hat, bis vor einigen Jahren nur ganz vereinzelt vorlagen (Czerny, Tobler, Mc Kim Marriott). Bemerkenswert ist ferner, daß selbst in der physiologischen Literatur über diese auch für die Klinik so wichtige Frage kaum etwas zu finden ist. Im allgemeinen teilten die Autoren, die sich zu dieser Frage äußerten, nur ihre persönlichen Ansichten und Überlegungen mit. Hypothesen also ohne exakte experimentelle Grundlagen. Selbstverständlich konnte auf diesem Wege eine Klärung der Frage nicht erfolgen. Man mußte trachten, das Problem der akuten Wasserverarmung experimentell in Angriff zu nehmen. Nur von einer klaren Fragestellung und von einer klaren Versuchsanordnung konnte eine einigermaßen befriedigende Antwort erwartet werden. Allerdings sind der experimentellen Arbeit auf diesem Gebiete Grenzen gezogen. Das kranke Kind ist selbst zur Bearbeitung der Grundfragen ungeeignet. Ungeeignet ist es aus dem Grunde, weil die akute Wasserverarmung des Körpers durch die verschiedensten Ursachen herbeigeführt werden kann — Ernährungseinfluß, Infekte verschiedener Art und Lokalisation — wodurch natürlich zum Teil auch die Symptomatologie, vielmehr aber die Stoffwechselvorgänge entsprechend der auslösenden Ursache in verschiedener Richtung beeinflußt werden können. Das reine unkomplizierte Bild der akuten Wasserverarmung wird man also am Krankenbett wohl kaum zu Gesicht bekommen. Aus diesem Grunde haben wir uns bereits vor 10 Jahren, als wir an die Bearbeitung dieses Problems herantraten, zum Modellversuch entschlossen. Unserer Versuchsanordnung lag folgende Überlegung zugrunde. Wenn die akute Wasserverarmung in der Pathogenese der Toxikose in der Tat die überragende Rolle spielt, die ihr von manchen Seiten zugeschrieben wird, so ist zu erwarten, daß toxikoseähnliche Erscheinungen auch dann auftreten werden, wenn wir die akute Wasserverarmung experimentell durch ungenügende Wasserzufuhr erzeugen. Dabei nahmen wir an, daß es eigentlich gleichgültig sein müßte, ob die Wasserverarmung aus inneren oder aus äußeren Gründen erfolgt.

Wir wollten durch diese Untersuchungen zunächst die Frage beantworten, welche Folgen die akute Wasserverarmung selbst für den wachsenden Organismus hat. Wir wollten ferner erfahren, ob alle Symptome, die wir bei der typischen Toxikose sehen, direkte Folgen der akuten Wasserverluste sind, oder ob manche nur indirekt mit diesen zusammenhängen, bzw. mit der Wasserverarmung überhaupt nichts zu tun haben.

Für die akute Wasserverarmung des Körpers haben sich in der pädiatrischen Literatur verschiedene Bezeichnungen eingebürgert. Bei uns wird meist von einer Exsiccation oder Exsiccose gesprochen. In der amerikanischen Literatur werden die Bezeichnungen Anhydrämie und Dehydration verwandt. Gegen beide Bezeichungen lassen sich gewisse Einwände erheben. Die Bezeichnung Anhydrämie bedeutet nur eine Wasserverarmung des Blutes. Sie umfaßt also nicht das Ganze sondern nur eine Teilerscheinung dessen, worauf es ankommt. Der Begriff Dehydration setzt einen bestimmten kolloidchemischen Vorgang bzw. Zustand voraus, der zwar in manchen Fällen sicherlich vorliegen dürfte, aber a priori nicht zu beweisen ist. Aus diesem Grunde werden wir uns des einfachen und den Tatsachen am meisten gerecht werdenden Ausdrucks Exsiccose bei unseren Ausführungen bedienen.

Die akute Wasserverarmung des Körpers haben wir in der Weise herbeigeführt, daß wir bei qualitativ und quantitativ gleich bleibender Nahrung die Wasserzufuhr plötzlich um 40—50% des Bedarfes einschränkten. Um den natürlichen Verhältnissen möglichst nahe zu kommen, haben wir als Grundnahrung die gewöhnliche Kuhmilch gewählt. Sie wurde in einer dem Alter entsprechenden Verdünnung mit normalem Zuckerzusatz verabreicht (Vorperiode). Am bequemsten ist die Anwendung von Trockenmilch, die im Vorversuch in der normalen Wassermenge gelöst wird, während im Hauptversuch zur Erzeugung der experimentellen Exsiccose dieselbe Milchpulvermenge in weniger Wasser als normal verabreicht wird. Wie bereits erwähnt, betrug die Wassereinschränkung etwa 40—50% des Bedarfes. Um den Einfluß der verschiedenen Nahrungsbestandteile auf das klinische Bild und die Stoffwechselvorgänge kennen zu lernen, wurden die Untersuchungen in verschiedener Weise modifiziert. So haben wir die eingeschränkte Wasserzufuhr auch bei einer annähernd eiweißfreien Nahrung vorgenommen, deren Brennwert den Calorienbedarf des Kindes befriedigte. Als eiweißfreie Nahrung verwandten wir eine aus Stärkemehl mit Zuckerzusatz hergestellte Mehlschwitze, die aber nicht mit Milch sondern mit Wasser zur Hälfte verdünnter Ringerlösung verdünnt wurde. In anderen Versuchen wiederum haben wir die Milch mit Eiweiß angereichert. Dies geschah entweder durch Zusatz von Plasmon oder in der Weise, daß wir vom Milchpulver um etwa 25% mehr lösten, als zur Herstellung der Normalmilch notwendig ist. Wiederum in anderen Versuchen wurden die Untersuchungen nach einer 24 stündigen Hungerperiode bei normaler und eingeschränkter Wasserzufuhr ausgeführt.

Klinisches Bild der experimentellen Exsiccose beim Kinde.

Wird beim Säugling die Wasserzufuhr bei eiweißhaltiger (Milch) Nahrung für 2—3 Tage in der erwähnten Weise eingeschränkt, so zeigt sich bei einer großen Reihe der Kinder Unruhe, Apathie und Somnolenz. Die Haut wird blaß und dünn, die Venenzeichnung tritt deutlich hervor. Der Turgor sinkt und das Körpergewicht kann innerhalb von 2—3 Tagen um mehrere 100 g abnehmen. Die Fontanelle ist eingesunken, ebenso auch die Bulbi, und fast ausnahmslos ist die Schleimhaut der Mundhöhle auffallend trocken. Die Herztätigkeit finden wir in der Regel beschleunigt, die Füllung des Pulses herabgesetzt. Bei manchen Kindern gelingt es auch bei eingeschränkter Wasserzufuhr im Röntgenbilde eine ausgesprochene Verkleinerung des Herzschattens nachzuweisen.

Im kurzfristigen Versuch kann zwar die Atmung beschleunigt sein, die für die Toxikose typische große Atmung haben wir aber nicht gesehen. Fast die Hälfte der Kinder reagiert auf die eingeschränkte Wasserzufuhr, wenn eiweißhaltige Nahrung verabreicht wird, mit Temperatursteigerung. Nicht selten sehen wir Temperaturen von 39°, manchmal kann die Temperatursteigerung auch noch höhere Werte erreichen. In der Regel sind die Stühle hart und trocken und es besteht eine Neigung zu Obstipation. Nur selten kommt es zur Entleerung von etwas dünnen, gehäuften Stühlen mit schleimiger Beimengung. Bemerkenswert ist, daß die Kinder Wassermangel gegenüber sich recht verschieden verhalten. Wir haben den Eindruck, daß insbesondere konstitutionell

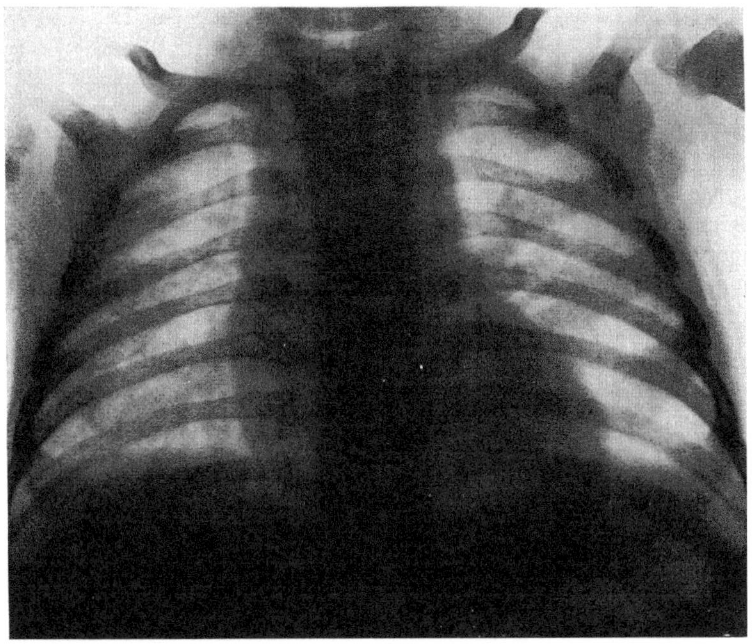

Abb. 1. Herzgröße bei normaler Wasserzufuhr. Nahrung: Kuhmilch.

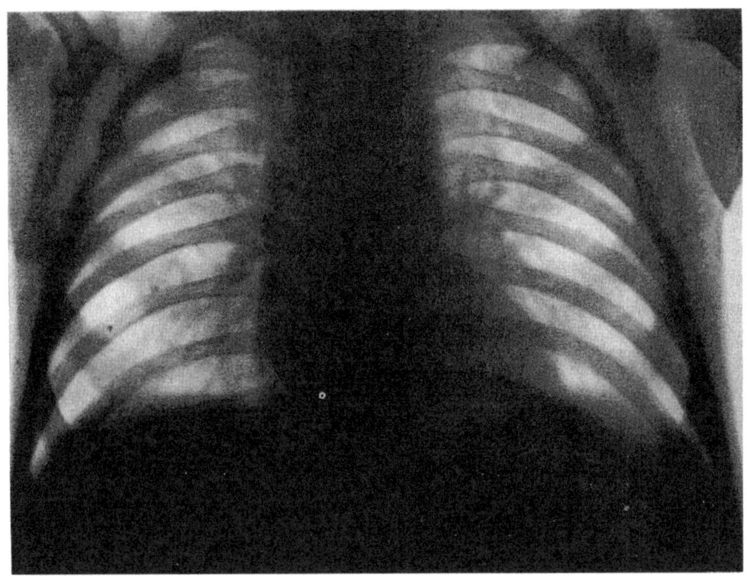

Abb. 2. Bei eingeschränkter Wasserzufuhr. Nahrung: Kuhmilch.

abnorme Kinder, solche mit exsudativer Diathese oder neuropathischer Veranlagung Wassermangel gegenüber sehr empfindlich sind. Bei diesen können nach eingeschränkter Wasserzufuhr auch motorische Reizerscheinungen in Form von Zuckungen in den Extremitäten oder in der Augenmuskulatur auftreten. Ferner läßt sich ganz allgemein der Satz aufstellen: daß die Empfindlichkeit Wassermangel gegenüber umso stärker hervortritt, je jünger das Kind ist. Auf der anderen Seite sehen wir aber auch Kinder, die unter denselben Bedingungen kaum oder überhaupt nicht mit den geschilderten Symptomen reagieren. Es gibt hier ganz erhebliche individuelle Differenzen in der Reaktionsweise. Diese Beobachtung ist bereits auch von L. F. Meyer gemacht worden, und wir können sie durchweg nur bestätigen. **All die genannten Störungen, die wir als Folgen der eingeschränkten Wasserzufuhr geschildert haben, verschwinden prompt, wenn der Wasserbedarf des Kindes wieder gedeckt wird.**

Experimentelle Exsiccose beim Hunde.

Bei jungen, etwa 6 Wochen alten Hunden sahen wir bei eingeschränkter Wasserzufuhr und eiweißhaltiger Nahrung (Milch) im ganzen und großen dasselbe klinische Bild, das wir soeben geschildert haben. Die Tiere werden immer mehr und mehr apathisch, die Freßlust nimmt ab, der Turgor sinkt erheblich, die aufgehobene Haut bleibt in Falten stehen. Die Augen werden matt, die Zunge und Mundhöhle trocken. Die Tiere werden immer schwächer, nennenswerte nervöse Reizerscheinungen haben wir aber nicht gesehen. Auch hier finden wir manchmal die Atmung beschleunigt, die große Atmung haben wir aber auch in diesen Versuchen vermißt. Ein ähnliches klinisches Bild sahen wir auch in Versuchen, die wir an jungen Mäusen ausführten.

E. Kramár, der unsere Fragestellung und Versuchsanordnung übernahm, und unsere Beobachtungen nachprüfte, schildert das klinische Bild, das er bei eingeschränkter Wasserzufuhr beobachtete, wenn die Tiere mit einer eiweißhaltigen Nahrung gefüttert wurden, folgendermaßen: „Gleichzeitig mit der Abnahme des Körpergewichtes werden die Tiere auffallend ruhig, nehmen schlecht die Nahrung und bewegen sich kaum. Allmählich kommt es zu einer katatonischen Starre der Glieder, die Zunge wird trocken, die Bulbi sind eingesunken und die aufgehobene Hautfalte bleibt stehen. Dann folgt ein kurzes Exzitationsstadium. Hierbei werden die Tiere unruhig, manchmal tritt Erbrechen auf. Bei 2 Tieren wurde große Atmung beobachtet. Schließlich gehen die Tiere im komatösen Zustand ein. Im ganzen und großen also bestätigt Kramár unsere Beobachtungen. Das Exzitationsstadium haben wir, wie erwähnt, nicht beobachtet. Wahrscheinlich ist dies darauf zurückzuführen, daß wir unsere Tiere, als sich die Exsiccose eingestellt hat, zwecks chemischer Untersuchung, töteten.

Gleich an dieser Stelle sei hervorgehoben, **daß wir das soeben beschriebene klinische Bild bei eingeschränkter Wasserzufuhr nur dann beobachteten, wenn die Tiere mit einer eiweißhaltigen Nahrung gefüttert wurden.** Ferner sei betont, daß eine Eiweißüberfütterung hierzu nicht notwendig ist. Wir betonen dies aus dem Grunde, weil Bratusch-Marrain uns den Vorwurf machte, als hätten wir übermäßig viel Eiweiß in unseren Versuchen angewandt. Dies ist nicht der Fall. Allerdings treten unter Umständen bei vermehrter Eiweißzufuhr die geschilderten Symptome früher und vielleicht auch stärker hervor.

Bei gleichstarker Einschränkung der Wasserzufuhr bleiben die eben geschilderten klinischen Erscheinungen aus, wenn eine eiweißfreie Nahrung verabreicht wird.

Blutkonzentration bei eingeschränkter Wasserzufuhr.

Als Kriterium der Exsiccose diente uns das Verhalten der Blutkonzentration. Nur wenn die eingeschränkte Wasserzufuhr eine Anhydrämie, also eine Bluteindickung zur Folge hat, kann von einer Exsiccose im wahren Sinne des Wortes gesprochen werden. Natürlich machen wir hierbei die Annahme, daß zwischen Wassergehalt des Blutes und dem der Gewebe ein Parallelismus besteht. Wir setzen also voraus, daß die Hydrämie oder Anhydrämie uns anzeigt, ob in den Geweben ein Wassermangel oder Wasserüberfluß vorliegt. Daß eine solche Annahme berechtigt ist, ergaben unsere Organanalysen. Wir werden auf diese noch zu sprechen kommen. Zur Feststellung des Blutwassergehaltes haben wir zunächst die chemische Methode nach Bang wie auch die Zählung der roten Blutkörperchen und die Refraktometrie des Blutserums angewandt. Später arbeiteten wir nur mit der Refraktometrie, nachdem wir uns überzeugten, daß sie für unsere Zwecke völlig ausreichte und am bequemsten zu handhaben ist.

Der refraktometrisch ermittelte Eiweißwert des Blutserums schwankt beim gesunden Säugling um 6% (Reiss, Marriott und Perkins, Schiff, Rosenbaum). Wird nun die Wasserzufuhr bei eiweißhaltiger Nahrung in der geschilderten Weise eingeschränkt, so kommt es, schon nach 1—2 Tagen, zu einer ausgesprochenen Anhydrämie. Folgende Tabelle gibt einige Beispiele dafür:

Eiweißgehalt des Blutserums in $\%$. (Tabelle nach Schiff, Eliasberg und Bayer.)

	Bei normaler	Bei eingeschränkter
	Wasserzufuhr	
Kind J.	5,9	7,24
„ B.	5,0	6,0
„ G.	6,5	7,8
„ Sch.	6,98	8,1
„ F.	5,9	7,34
„ L.	6,5	8,06
„ H.	6,5	7,8

Bemerkenswert ist, daß es auch hier ebenso wie im klinischen Verhalten individuelle Verschiedenheiten in der Reaktionsweise gibt. Unter denselben experimentellen Bedingungen reagiert das eine Kind auf die eingeschränkte Wasserzufuhr mit einer stärkeren Bluteindickung als das andere. Auch gibt es solche Kinder, bei welchen die Anhydrämie gänzlich ausbleibt.

Bedeutsam ist unseres Erachtens der von uns erhobene Befund, daß trotz eingeschränkter Wasserzufuhr keine Anhydrämie sich einstellt, wenn dem Kinde eine eiweißfreie Nahrung verabreicht wird. Ein paralleles Verhalten also zwischen klinischem Bild und Blutkonzentration.

Eiweißgehalt des Blutes in Prozenten bei eingeschränkter Wasserzufuhr und eiweißfreier Nahrung. (Tabelle nach Schiff-Eliasberg und Bayer.)

| | Normale | Eingeschränkte |
	Wasserzufuhr	
Kind B.	5,36	5,36
„ L.	6,1	5,68
„ G.	5,36	5,36

Dasselbe Resultat ergaben die Beobachtungen an jungen Hunden (Schiff und Choremis).

Hund Nr.	1	2	3	4	5	6	7	8	9
Ernährung	Milch	Konzentrierte Trockenmilch	Konzentrierte Trockenmilch	Konzentrierte eiweißfreie Nahrung	Konzentrierte eiweißfreie Nahrung	Konzentrierte Trockenmilch	Milch	Konzentr. Trockenmilch + Casein	Milch + Casein
Körpergewicht:									
Im Beginne	2000	2500	2600	2700	2400	2200	650	900	750
Am Ende des Versuches	2300	1900	2600	2500	2200	2000	750	800	950
Refraktion:									
Im Beginne	5,2	5,2	5,2	5,2	5,3	5,5	4,0	4,2	4,1
Am Ende des Versuches	5,2	7,2	6,6	5,1	5,1	6,3	4,0	5,7	5,3

Wassergehalt der Gewebe bei eingeschränkter Wasserzufuhr.

Der Befund, daß bei gleicher Einschränkung der Wasserzufuhr Bluteindickung nur dann auftritt, wenn eiweißhaltige Nahrung verabreicht wird, hat uns dazu veranlaßt, auch den Wassergehalt der Gewebe unter denselben Versuchsbedingungen zu untersuchen. Die Versuche wurden an jungen Hunden ausgeführt. Wir bestimmten den Wassergehalt in der Muskulatur, in der Leber, im Gehirn und in der Niere.

Wassergehalt in Gramm-Prozent (Schiff und Choremis).

	Konzentrierte eiweißfreie Nahrung	Konzentrierte Trockenmilch	Trockenmilch	Konzentrierte Trockenmilch und Casein	Trockenmilch und Casein	Konzentrierte Trockenmilch
Leber	75,0	70,7	72,3	68,4	68,9	67,0
Gehirn	84,6	80,0	83,7	82,9	82,6	82,1
Niere	80,85	77,6	80,0	77,8	78,2	78,8
Muskel	79,9	67,7	80,0	76,7	76,0	74,1

Wir fanden, daß eingeschränkte Wasserzufuhr, wenn eiweißhaltige Nahrung verabreicht wird, zu einer ausgesprochenen Wasserver-

armung der Gewebe führt. Demgegenüber fanden wir den Wassergehalt normal oder sogar etwas vermehrt, wenn bei gleicher Wassereinschränkung eine annähernd eiweißfreie Nahrung verabreicht
wurde. Genau so wie das Blut verhält sich also auch das Gewebe bei Einschränkung der Wasserzufuhr. Bereits aus diesen Beobachtungen haben wir den
Schluß gezogen und zum ersten Male die These ausgesprochen, daß für die
Exsiccose nicht der Wassermangel allein das Entscheidende ist,
sondern die durch die Wasserverarmung herbeigeführte Störung
im intermediären Eiweißstoffwechsel. Logisch folgte aus dieser unsere
zweite These: Zum normalen Ablauf des intermediären Eiweißstoffwechsels ist eine bestimmte Menge disponiblen Wassers notwendig.

Diese beiden Thesen sind dann von Kramár nachgeprüft worden. Er
wollte zunächst die Frage beantworten, ob bei der experimentellen Exsiccose
tatsächlich das Eiweiß die Causa peccans darstellt, so wie wir dies annahmen,
oder ob das Fehlen von krankhaften Störungen bei eiweißfreier Nahrung und
eingeschränkter Wasserzufuhr nur dadurch bedingt ist, daß bei dieser Versuchsanordnung, wie unsere Beobachtungen ergaben, eine Exsiccose nicht zu erzielen
ist. So wie wir hat nun auch Kramár junge Hunde mit einer eiweißhaltigen
und andere mit einer eiweißarmen Nahrung gefüttert. Die eiweißhaltige Diät
hatte folgende Zusammensetzung: 200 g Milch und 5 g Zucker wurden durch
Kochen auf 50 g eingeengt. Die Nahrung enthielt $16^0/_0$ Eiweiß und $40^0/_0$ Wasser.
Die eiweißarme Diät wurde bereitet, indem 20 g Sahne, 7,5 g Zucker, 7,5 g Nährzucker (Hordenzym), 6 g Weizenstärke, $1^1/_2$ g Salzgemisch und 80 g Wasser
durch Kochen auf 50 g eingeengt wurden. Diese Nahrung enthielt $0,3^0/_0$ Eiweiß und $30^0/_0$ Wasser. Der Versuch ergab, daß die mit der eiweißhaltigen
Kost gefütterten Hunde nach 5 Tagen krank wurden, während die bei eiweißarmer Kost, obwohl sie an Gewicht abnahmen, doch bewegungslustig und gesund blieben. Die Serumrefraktion verhielt sich folgendermaßen:

Tabelle nach Kramár.

Hund Nr.	Eiweißhaltige Diät		Hund Nr.	Eiweißfreie Diät	
	vor	während		vor	während
	des Versuches			des Versuches	
12	4,81	6,77	15	4,70	4,68
13	5,63	7,84	16	4,83	4,74
14	4,40	6,32	17	3,72	3,74

Jetzt engte Kramár die eiweißarme Nahrung noch weiter ein. Die Diät
enthielt nur noch $20^0/_0$ Wasser. Der Versuch verlief bei dieser Nahrung in derselben Weise wie bei der vorher erwähnten. Weitere Versuche wurden unternommen mit einer Nahrung, die noch stärker eingeengt wurde und nur noch
$5^0/_0$ Wasser und $0,44^0/_0$ Eiweiß enthielt. Zwei Hunde zeigten bei Verabreichung
dieser Kost am 7. Versuchstage die „charakteristischen Symptome der Hundeintoxikation". Das Blutserum zeigte eine mäßige Zunahme der Refraktion.
Daß die Tiere diesmal erkrankten, glaubte Kramár damit erklären zu müssen,
daß bei dieser extremen Wasserentziehung bereits die geringen Eiweißmengen
der Nahrung genügten, um die toxischen Symptome auszulösen. Und wenn

Kramár auf Grund dieser Versuche zu der seines Erachtens wichtigen Folgerung gelangt, daß der Wasserbedarf des Organismus vom Eiweißgehalt der Nahrung wesentlich beeinflußt wird, so ist dies eine erfreuliche Bestätigung der von uns schon Jahre vorher ausgesprochenen These.

Nun wollte Kramár die Frage beantworten, ob es möglich ist, auch ohne Eiweiß eine Exsiccose auf experimentellem Wege herbeizuführen. Die Nahrung, die er zu diesen Versuchen verwandte, enthielt nun überhaupt kein Eiweiß mehr und war gänzlich wasserfrei. Sie wurde hergestellt, indem 40 g reines Pflanzenöl und 20 g Weizenstärke zu einer Schwitze verarbeitet wurden. Diese Schwitze wurde dann unter Zusatz von 10 g Milchzucker, 10 g Rohrzucker und $1^1/_2$ g Salzgemisch zu einer festen Masse geknetet. Nun wurden drei 10 Tage alte Hunde mit dieser Nahrung gefüttert. „Die Tiere verloren vom ersten Tage an stets an Gewicht, befanden sich jedoch auch am 3. Tage noch ganz wohl. Vom 4. Tage an wurden sie aber immer matter. Sie schienen augensichtlich ausgetrocknet und gingen bald unter den Zeichen hochgradiger Erschöpfung zugrunde, ohne daß sie das charakteristische Bild der experimentellen Hundeintoxikation dargeboten hätten." Bei diesen drei Tieren konnte im Blute auch eine Anhydrämie festgestellt werden.

Tabelle nach Kramár.

Hund Nr.	Refraktion	
	vor	während
	des Versuches	
26	5,93	6,8
27	5,24	6,14
28	6,72	7,41

Auf Grund dieser Versuche glaubt nun Kramár den zwingenden Beweis dafür erbracht zu haben, „daß die toxischen Erscheinungen auf dem Boden der Exsiccose durch das Nahrungseiweiß ausgelöst werden". Auch dies ist nur eine willkommene Bestätigung unserer Arbeiten.

Kramár glaubte nun, und dies ist etwas Neues in seinen letzterwähnten Versuchen, bewiesen zu haben, daß es möglich ist, auch ohne Eiweiß eine Exsiccose zu erzeugen. Er spricht von einer reinen Exsiccose. Hierzu nur einige Bemerkungen. Meines Erachtens sind diese Versuche in keiner Weise geeignet, die Frage zu entscheiden, ob es möglich ist, auch ohne Eiweiß eine Exsiccose herbeizuführen. Daß bei einer so extremen Versuchsanordnung die ganz jungen Tiere erkranken, ist nicht verwunderlich. Daß junge Hunde, wenn ihnen Tage hindurch das Wasser ganz entzogen wird, schließlich auch an Wasser verarmen, ist eigentlich so selbstverständlich, daß dies eines Beweises wirklich nicht bedürfte. Trotz allem bleibt es bemerkenswert, soweit man natürlich auf Grund von drei Beobachtungen urteilen darf, daß bei absolutem Wassermangel in mehrtägigem Versuch nur eine mäßige Anhydrämie sich einstellte, während in anderen drei Versuchen desselben Autors, die bei eiweißhaltiger Nahrung und eingeschränkter Wasserzufuhr ausgeführt wurden, eine wesentlich stärkere Anhydrämie zu beobachten war.

Tabelle nach Kramár.

Hund Nr.	Vor	Während
	des Versuches	
12	4,8	6,77
13	5,63	7,84
14	4,40	6,32

Berechnen wir die Differenzen der refraktometrisch ermittelten Eiweißwerte, die vor und während des Versuches gefunden wurden, so ergibt sich:

Hund Nr.	Exsiccose bei eiweißfreier Nahrung Differenz in der Refraktion	Hund Nr.	Exsiccose bei eiweißhaltiger Nahrung Differenz in der Refraktion
26	0,87	12	1,96
27	0,90	13	2,21
28	0,69	14	1,92

Ferner sei erwähnt, daß das Fehlen von Eiweiß in der verfütterten Nahrung noch kein Beweis dafür ist, daß die Mitwirkung von Eiweiß auch in der Tat ausgeschaltet ist. Ob nicht ein vermehrter endogener Eiweißabbau, der bei einer solchen extremen Diät zu erwarten ist, bis zu einem gewissen Grade den Ausfall der Versuche beeinflußte, müßte zunächst erwiesen werden.

Das praktisch Wesentliche bei unseren Untersuchungen ist eben die Beobachtung, daß bei gleich eingeschränkter Wasserzufuhr Exsiccose, wie auch die angeführten krankhaften Symptome im klinischen Bild nur dann auftreten, wenn mit der Nahrung Eiweiß zugeführt wird und ausbleiben bei Verabreichung einer eiweißfreien Nahrung. Hierdurch haben wir in der Tat die starke Abhängigkeit des Wasserbedarfes von der mit der Nahrung verfütterten Eiweißmenge bewiesen. Man kann sich von der Richtigkeit dieses Satzes auch in der Weise überzeugen, daß man bei Tieren, z. B. bei Ratten, die mit einer eiweißreichen bzw. mit einer eiweißfreien Nahrung gefüttert werden, die spontan getrunkene Menge Wassers bestimmt. Man sieht dann, daß die Tiere bei eiweißreicher Nahrung wesentlich mehr Wasser trinken als die, die mit einer eiweißarmen Nahrung ernährt wurden. Da wir ferner bei eingeschränkter Wasserzufuhr, wenn eiweißhaltige Nahrung verabreicht wurde, sowohl im klinischen Bild wie auch im Stoffwechsel eine ganze Reihe krankhafter Störungen sahen, die wir vermißten, wenn bei gleich eingeschränkter Wasserzufuhr die Nahrung praktisch kein Eiweiß enthielt, so glaubten wir mit guten Gründen für das Auftreten der krankhaften Störungen das Nahrungseiweiß verantwortlich machen zu müssen. So kamen wir zur Aufstellung unserer These, daß der normale Ablauf des intermediären Eiweißstoffwechsels an ein bestimmtes Wasserminimum gebunden ist. Wir haben keine Zweifel darüber, daß hier eine biologische Regel vorliegt. Jedenfalls haben wir uns bei unseren jahrelangen Untersuchungen immer wieder von der Richtigkeit dieses Satzes überzeugen können.

Der Stoffwechsel bei eingeschränkter Wasserzufuhr.

Bereits aus dem bisher Erwähnten ist zu ersehen, daß es uns gelungen ist, unter den genannten Bedingungen toxikoseähnliche Symptome experimentell herbeizuführen.

Nun war zu prüfen, ob es möglich ist, auch den Stoffwechsel unter denselben Bedingungen in der Weise zu beeinflussen, daß Störungen zutage treten, denen wir auch bei der Toxikose des Kindes begegnen. Nur wenn dies gelingt, darf nämlich behauptet werden, daß uns die Entstehungsbedingungen dieser oder jener Stoffwechselalteration bei der Toxikose bekannt sind. Auch war zu hoffen, daß es im Experiment einwandfreier als am Krankenbett möglich sein wird, eine nähere Analyse der beobachteten Erscheinungen durchzuführen.

Der N-Stoffwechsel.

Bilanzversuche haben ergeben, daß bei eingeschränkter Wasserzufuhr der Stickstoff vom Organismus vermehrt ausgeschieden wird (Schiff).

In Übereinstimmung mit dieser Beobachtung stehen die Befunde von W. Straub. Er fand im Tierversuch bei eingeschränkter Wasserzufuhr die Stickstoffausscheidung ebenfalls gesteigert. Die vermehrte Stickstoffausfuhr war umso stärker, je plötzlicher die Wasserentziehung erfolgte und hielt so lange an, bis der Wassermangel in der Nahrung behoben wurde. Ähnliche Beobachtungen wurden auch bei Erwachsenen gemacht. Sie stammen vorwiegend aus der Zeit, als Durstkuren in der Therapie vielfach Verwendung fanden (Dennig, Salomon, Spiegler). Kurz zusammengefaßt ergaben diese Beobachtungen, daß Wasserentziehung den Eiweißzerfall begünstigt (Salomon).

Die Ammoniakausscheidung im Urin.

Bemerkenswert ist, daß bei eingeschränkter Wasserzufuhr, und zwar gleichgültig, ob eiweißhaltige oder eiweißfreie Nahrung verabreicht wird, die Ammoniakausscheidung im Urin nicht vermehrt ist. Wir fanden sie der Vorperiode gegenüber entweder unverändert oder in manchen Fällen sogar erniedrigt (Schiff, Schiff-Bayer und Fukuyama). Diese Beobachtungen sind umso bemerkenswerter, weil nach unseren Beobachtungen die eingeschränkte Wasserzufuhr zu einer Acidose führt. Wir werden diese Frage bei der Besprechung des Säure-Basengleichgewichtes noch ausführlich behandeln.

Aminostickstoffausscheidung im Urin.

Wie bereits von v. Pfaundler und Goebel festgestellt wurde, fanden auch wir beim gesunden Säugling hohe Werte für Aminostickstoff im Urin. Ferner fanden wir in Übereinstimmung mit Goebel eine auffallende Abhängigkeit der Aminostickstoffausscheidung von der mit der Nahrung zugeführten Wassermenge. Wird bei gleicher Eiweißzufuhr die Wassermenge eingeschränkt, so nimmt in jedem Falle die Aminostickstoffausscheidung im Urin ab. Da bei eingeschränkter Wasserzufuhr die Gesamtstickstoffausscheidung vermehrt ist, so ergibt sich, daß der Aminostickstoff nicht nur absolut sondern auch relativ, d. h. im Verhältnis zur Gesamtstickstoffausscheidung bei Einschränkung der Wasserzufuhr herabgesetzt ist. Eine Deutung dieser Befunde ist vorderhand noch nicht möglich.

Tabelle nach Schiff.

Kind S. M.

Vorperiode.

Datum	N-Harn	NH_3, N im Harn	NH_3-Koeffizient	Flüssigkeitszufuhr
15. V.	1,7740	0,2278	13,14	
16. V.	1,7361	0,2472	14,24	1030 g
17. V.	1,9489	0,3765	19,32	
Summe . . .	5,4590	0,8515	15,60	

Hauptperiode.

Datum	N-Harn	NH_3, N im Harn	NH_3-Koeffizient	Flüssigkeitszufuhr
18. V.	2,0075	0,2240	11,16	
19. V.	1,8498	0,1839	9,94	730 g
20. V.	1,8155	0,1811	7,92	
Summe . . .	5,6728	0,5890	10,39	

Nachperiode.

Datum	N-Harn	NH_3, N im Harn	NH_3-Koeffizient	Flüssigkeitszufuhr
21. V.	2,1808	0,2138	9,80	
22. V.	1,9490	0,2041	10,47	1030 g
23. V.	2,1710	0,2156	9,93	
Summe . . .	6,3008	0,6335	10,06	

Kind S. H.

Vorperiode.

Datum	N-Harn	NH_3, N im Harn	NH_3-Quotient %	Flüssigkeitszufuhr
18. VII.	1,9896	0,1896	9,532	
19. VII.	2,2072	0,2058	9,326	960 g
Summe . . .	4,1968	0,3954	9,429	

Hauptperiode.

Datum	N-Harn	NH_3, N im Harn	NH_3-Quotient %	Flüssigkeitszufuhr
20. VII.	2,0327	0,1746	8,592	
21. VII.	2,0606	0,1874	9,072	560 g
Summe . . .	4,0933	0,3620	8,832	

Nachperiode.

Datum	N-Harn	NH_3, N im Harn	NH_3-Quotient %	Flüssigkeitszufuhr
22. VII.	2,1572	0,2125	9,851	
23. VII.	2,1412	0,2066	9,649	960 g
Summe . . .	4,2984	0,4191	9,750	

Tabelle nach Schiff-Eliasberg-Bayer.

	A. Sch. Periode		W. Sch. Periode		A. G. Periode		J. F. Periode		J. B. Periode		H. G. Periode		H. G. Periode	
	I	II	I	II	I	II	I	II	I	II	I	II	I	II
Amino-N im Urin g	0,3	0,12	0,49	0,25	0,47	0,16	0,21	0,11	0,1	0,04	0,13	0,02	0,12	0,06
Harnmenge ccm ..	885	330	1065	530	1350	420	1230	410	1090	195	1310	145	1190	160
	N-haltige Kost.								N-arme Kost.				N-arme Kost. + 10 g Plasmon	

Der Reststickstoff im Blut bei der Exsiccose.

Verschiedene Forscher fanden den Reststickstoffgehalt des Blutes bei der Toxikose vermehrt (Maillet, O. M. Schloss, I. C. Koch, Willmanns). Nach den Untersuchungen von Bessau, Rosenbaum und Leichtentritt ist dies bei der Toxikose allerdings kein konstanter Befund. Immerhin waren diese Beobachtungen ein Anlaß für uns zu prüfen, wie der Reststickstoff bei der experimentellen Exsiccose sich verhält. Wir fanden mit Eliasberg und Bayer in den meisten Fällen eine Vermehrung des Reststickstoffes, wenn die Wasserzufuhr bei Verabreichung einer eiweißhaltigen Nahrung eingeschränkt wurde.

Tabelle nach Schiff-Eliasberg-Bayer.

Name des Patienten	Rest N im Blut mg-% bei		Eiweißgehalt des Blutserums in g-% bei	
	entsprechender	eingeschränkter Wasserzufuhr	entsprechender	ungenügender Wasserzufuhr
H. R.	30,8	61,6	6,5	6,7
J. F.	22,7	74,0	5,9	7,2
C. H.	36,4	46,2	6,5	6,75
A. G.	63,0	95,0	6,6	6,7
Au. U.	33,6	50,4	5,5	6,1
H. Rs.	30,8	61,6	6,5	6,7

Ebenso, also wie bei der Toxikose des Kindes, besteht auch bei der experimentellen Exsiccose eine Reststickstoffvermehrung im Blute. Daß diese nicht durch die Zunahme der Blutkonzentration nur vorgetäuscht wird, ergibt sich ohne weiteres aus unserer Tabelle. Wodurch kommt nun die Reststickstoffvermehrung bei der experimentellen Exsiccose zustande? Verschiedene Momente könnten hierfür in Betracht kommen. Zunächst das Unvermögen der Nieren, die stickstoffhaltigen Endprodukte auszuscheiden. Ferner käme in Betracht ein vermehrter endogener Eiweißzerfall, also die relative Unfähigkeit der Nieren, dem vermehrten Angebot sich anzupassen. Wahrscheinlich spielen bei der experimentellen Exsiccose beide Momente eine Rolle. Die Beobachtung, daß bei der Toxikose der Reststickstoff des Blutes nicht konstant vermehrt ist, könnte erst dann richtig bewertet werden, wenn man wüßte, welche Ernährungsweise der Blutentnahme voranging. Denn ebenso wie Monakow bei Erwachsenen und Stransky beim Säugling fanden auch wir, daß der Eiweißgehalt der verabreichten Nahrung den Reststickstoffgehalt des Blutes erheblich beeinflußt. So sahen wir durch Zusatz von Casein zu einer Milchverdünnung den Reststickstoff des Blutes erheblich ansteigen. In einem Falle z. B. fanden wir ohne Caseinzusatz 26,6 mg-$^0/_0$ Rest-N, nach Anreicherung der Nahrung mit Casein 78,4 mg-$^0/_0$. Wird die Eiweißzufuhr mit der Nahrung eingeschränkt, so sinkt auch der Reststickstoff des Blutes. Die niedrigsten Reststickstoffwerte fanden wir bei Verabreichung unserer eiweißarmen Nahrung. Die Werte schwankten zwischen 5,6 bis 8,4 mg-$^0/_0$. Wenn also bei an Toxikose erkrankten Kindern die Bestimmung des Reststickstoffes in einer Zeit vorgenommen wird, in welcher die Kinder mit Tee oder Schleim, also mit einer eiweißfreien Kost ernährt werden, so findet hierin das Fehlen der Rest-N-Vermehrung ihre Erklärung. Ebensowenig wie Willmanns bei der Toxikose fanden auch wir bei der experimentellen Exsiccose eine Beeinflussung des Reststickstoffes im Blute durch die gesteigerte Körpertemperatur.

Bemerkenswert ist der Befund Brodins, daß bei gestörter Lebertätigkeit der Rest-N im Blut vermehrt ist. Wenn wir die Leberfunktion bei der experimentellen Exsiccose besprechen werden, wollen wir hierauf noch zurückkommen.

Die Eiweißfraktionen des Blutes bei der Exsiccose.

Im Tierversuch haben Francziszczi und Kramár bei der experimentellen Exsiccose den Albumin-, Globulin- und Fibrinogengehalt des Blutes nach der Methode von Rusznyák bestimmt. Zur Kontrolle dienten Tiere in gleichem Alter, die normale Mengen Wassers zugeführt bekamen.

Tabelle nach Kramár.

Kontrolltiere.

	Hund 31		Hund 32		Hund 33	
Albumin	3,67$^0/_0$	82,25	2,88$^0/_0$	72,25	2,73$^0/_0$	70,50
Globulin	0,48$^0/_0$	10,84	0,86$^0/_0$	21,67	0,86$^0/_0$	22,83
Fibrinogen	0,31$^0/_0$	6,91	0,24$^0/_0$	6,08	0,25$^0/_0$	6,67
Zusammen	4,46$^0/_0$	100,0	3,98$^0/_0$	100,0	3,84$^0/_0$	100,0

Exsiccose.

	Hund 5		Hund 6		Hund 7	
Albumin	4,23$^0/_0$	66,25	5,19$^0/_0$	73,50	4,09$^0/_0$	71,25
Globulin	1,34$^0/_0$	21,01	0,75$^0/_0$	10,72	0,88$^0/_0$	15,51
Fibrinogen	0,81$^0/_0$	12,74	1,11$^0/_0$	15,78	0,75$^0/_0$	13,24
Zusammen	6,38$^0/_0$	100,0	7,05$^0/_0$	100,0	5,72$^0/_0$	100,0

Aus diesen Untersuchungen geht hervor, daß bei der Exsiccose der Fibrinogengehalt des Blutes vermehrt ist, während der Albumin-Globulin-Quotient sich nicht einheitlich verhält. Schon früher haben Duzár und Rusznyák solche Untersuchungen bei Kindern, die an Toxikose litten, ausgeführt. Sie fanden bei der alimentären Toxikose den Gesamteiweiß- und Fibrinogengehalt im Blute vermehrt. Eine Zunahme zeigte auch das Albumin, während das Globulin erniedrigt gefunden wurde. Allerdings muß bemerkt werden, daß die Fibrinogenvermehrung bei der Toxikose von Rosenbaum nicht bestätigt wurde. Bei parenteral bedingten Toxikosen fanden die vorher erwähnten Autoren auch den Globulingehalt des Blutes vermehrt. Wir haben diese Beobachtungen angeführt, weil neuere Untersuchungen dafür zu sprechen scheinen, daß die Eiweißzusammensetzung des Blutes für den Flüssigkeitsaustausch zwischen Blut und Gewebe eine Bedeutung haben könnte. Farkas fand, daß der osmotische Druck des Fibrinogens praktisch gleich Null ist, während der des Albumins 6,8 cm und der des Globulins 2,5 cm Wasser beträgt. Je höher also der Globulingehalt des Blutes, umso geringer ist die wasseranziehende Kraft der Bluteiweißkörper, d. h. der sogenannte onkotische Druck des Blutes. Eine wesentliche Rolle spielt allerdings hierbei auch die Wasserstoffionenkonzentration. Im isoelektrischen Punkt ist nämlich der onkotische Druck fast Null. Wenn auch nach unseren Beobachtungen die experimentelle Exsiccose und bekanntlich vielmehr noch die Exsiccose bei der Toxikose mit einer Acidose einhergeht, so ist natürlich bei den genannten Zuständen niemals mit einer solchen Verschiebung der Wasserstoffionenkonzentration im Blute zu rechnen, daß dadurch eine erhebliche Einschränkung des onkotischen Druckes erfolgen könnte. Nach den bisher vorliegenden Untersuchungen ist mit einer nennenswerten Störung des onkotischen Druckes im Blute bei der Exsiccose wohl kaum zu rechnen. In diesem Sinne spricht bereits die Beobachtung, daß im Experiment die Anhydrämie durch Wasserzufuhr sofort beseitigt werden kann. Und wenn dies bei der Toxikose des Kindes in vielen Fällen nicht gelingt, so ist die Störung sicherlich nicht in der Blutflüssigkeit sondern in erster Linie im Gewebe zu suchen.

Die Wasserbindung im Körper bei der Exsiccose.

Bei der Schilderung des klinischen Bildes erwähnten wir schon, daß bei der experimentellen Exsiccose oft akute Gewichtsabnahmen zu beobachten sind. Die Blutuntersuchung ergibt eine Anhydrämie und die der Organe eine Wasserverarmung der Gewebe. Diese Beobachtungen sprechen für die von Czerny längst ausgesprochene These, daß die akuten Gewichtsstürze zum größten Teil durch akute Wasserverluste herbeigeführt werden. Bemerkenswert ist, daß wir bei der Toxikose des Kindes dieselben akuten Gewichtsstürze sehen wie bei der experimentellen Exsiccose. Bemerkenswert ist dies aus dem Grunde, weil man stets geneigt war, die Gewichtsabnahmen bei der Toxikose mit den heftigen Durchfällen und dem Erbrechen des erkrankten Kindes in Zusammenhang zu bringen. Nun fehlt aber sowohl der Durchfall wie auch das Erbrechen bei der experimentellen Exsiccose. Wenn wir trotzdem hierbei akuten Gewichtsabnahmen begegnen, so spricht dies dafür, daß wahrscheinlich auch bei der Toxikose der Gewichtssturz nicht durch die heftigen Durchfälle und das Erbrechen herbeigeführt wird. Dagegen spricht bereits die Beobachtung, daß bei der Toxikose die Urinausscheidung erheblich eingeschränkt, in manchen Fällen sogar gänzlich aufgehoben ist. Das Plus an Wasser, das den Körper durch den Darm verläßt, wird also durch die Oligurie, bzw. Anurie, wieder eingespart (Rominger). Wenn also weder die Nieren noch der Darm für die vermehrte Wasserausscheidung bei der Toxikose verantwortlich zu machen sind, so bleibt nur noch die Annahme übrig, daß der Organismus Wasser auf dem Wege der Perspiration verliert. So fanden schon Marfan und Dorlencourt eine mäßige und Bratusch-Marrain jüngst eine erhebliche Zunahme der Perspiration (um 70—100%) bei der Toxikose.

Aus welchen Gründen kommt es nun zu diesen Wasserverlusten? Für die experimentelle Exsiccose könnte die Frage dahin beantwortet werden, daß der Gewichtssturz durch die Wasserverarmung und diese durch die ungenügende Wasserzufuhr herbeigeführt wird. Ganz befriedigend ist aber diese Antwort nicht. Es ist nämlich nicht einzusehen, wieso es zu einer Gewichtsabnahme z. B. von 500 g kommen kann, wenn man anstatt von 700 g Flüssigkeit, 350 oder 400 verabreicht. So ist auch bei der experimentellen Exsiccose mit einer vermehrten Wasserabgabe durch die Perspiration zu rechnen. Immerhin spricht die klinische Beobachtung dafür, daß zwischen der experimentellen Exsiccose und der Toxikose hinsichtlich des Wasserhaushaltes erhebliche Differenzen bestehen können. Dieser Unterschied macht sich erst bemerkbar, wenn wir versuchen, die Wasserverluste durch vermehrte Flüssigkeitszufuhr auszugleichen. Bei der experimentellen Exsiccose gelingt dies prompt, versagt aber oft bei der Toxikose. Trotz reichlicher Wasserzufuhr kommt es nicht zu einem Gewichtsstillstand, mit anderen Worten, das Kind ist nicht in der Lage, das zugeführte Wasser in normaler Weise zurückzuhalten. Diese Beobachtung führt uns zum Problem der Wasserbindung, denn es ist klar, daß die Verschiedenheit in der Wasserretention nur auf Verschiedenheiten des Wasserbindungsvermögens bei der Toxikose und der experimentellen Exsiccose beruhen kann.

Tobler, dem wir die ersten experimentellen Untersuchungen über diesen Gegenstand verdanken, fand bei akuten Gewichtsstürzen junger Hunde drei verschiedene Formen des Wasserverlustes, die allerdings ohne scharfe Grenzen ineinander übergehen können. Nach Toblers Versuchen steht eine bestimmte Menge Wasser dem Organismus schon unter normalen Verhältnissen zur Verfügung, die nach Bedarf abgegeben werden kann. Wird dieses Wasser verbraucht, so kommt es zwar zu einer Konzentrationszunahme im Gewebe, der Chemismus der Gewebe wird aber nicht gestört, und durch Wasseraufnahme wird dieser Konzentrationsverlust glatt beseitigt. Den zweiten Grad der Wasserverarmung bildet der Reduktionsverlust. Bei dieser wird nicht nur der Wassersondern auch der Salzbestand des Organismus geschädigt. Auch diese Störung kann noch behoben werden, wenn neben Wasser auch Salz in entsprechenden Mengen dem Körper zur Verfügung gestellt wird. Den dritten Grad der Wasserverarmung bezeichnet Tobler als den Destruktionsverlust, weil er annimmt, daß hierbei auch reichlich Gewebe zerstört wird. Diese Destruktionsverluste sind therapeutisch nicht oder nur schwer zu beeinflussen. Mit physikalisch-chemischen Methoden versuchten nun Berend und Tezner die Frage der Wasserbindung bei der Exsiccose weiter zu klären. Sie fanden, daß bei Verabreichung einer Salzlösung der Organismus nach zwei Richtungen hin reagieren kann. Wird Salz und Wasser retiniert so nimmt das Körpergewicht zu, die Exsiccose wird behoben. Wenn aber nur das Salz zurückgehalten wird, das Wasser hingegen nicht, so kommt es zum Gewichtsstillstand, bzw. zu weiterer Abnahme des Körpergewichtes. Die tierexperimentelle Beobachtung, wie auch die Versuche bei der Toxikose geben zwar eine gewisse Aufklärung über die

verschiedene Beeinflußbarkeit der Exsiccose, sie lassen jedoch die Frage offen,
welche substantiellen Veränderungen die erwähnten Verschiedenheiten im
Wasserbindungsvermögen bedingen. Dies veranlaßte uns mit Stransky, die
Wasserbindungsfähigkeit der Gewebe selbst bei Exsiccationszuständen zu
untersuchen. Da der Hauptwasserbehälter des Körpers die Muskulatur ist,
vermag sie doch etwa 48% des gesamten Körperwassers zu speichern, stellten
wir unsere Untersuchungen am Muskelgewebe an. Wir verwandten hierzu die
Muskulatur von an Toxikose verstorbenen Kindern und verglichen im Quellungs-
versuch die Wasserbindung mit der Quellbarkeit der Muskulatur von atro-
phischen Säuglingen. Zur weiteren Kontrolle diente das Muskelgewebe eines
Kindes, das in gutem Ernährungszustand an einer Pleuropneumonie plötzlich
ad exitum kam.

Tabelle nach Schiff und Stransky.

Kind in gutem Ernährungszustand.

Gewicht des Muskelgewebes		Gewichtszunahme in % des Anfangsgewichtes nach						Quellungsmedium
frisch	trocken	1	2	4	6	8	24 Stund.	
100,0	25,7	62,1	91,0	93,9	95,4	99,8	99,2	Aqu. dest.
100,0	25,7	56,9	69,4	73,5	74,2	75,8	76,8	NaCl
100,0	25,7	53,9	64,4	69,0	70,1	70,7	71,4	KCl
100,0	25,7	48,6	54,7	55,8	56,9	55,2	55,8	$CaCl_2$
100,0	25,7	51,7	60,1	61,6	62,9	63,1	63,4	$MgCl_2$

Atrophie.

Gewicht		Gewichtszunahme in % des Anfangsgewichtes nach					Quellungsmedium
trocken	frisch	1	2	4	8	24 Stunden	
100	21,0	93,3	114,4	131,5	138,9	121,8	Aqu. dest.
100	21,0	48,0	54,2	60,0	65,1	61,3	$CaCl_2$
100	21,0	78,4	111,3	134,8	180,5	218,5	Milchsäure

Toxikose.

Gewicht		Gewichtszunahme in % des Anfangsgewichtes nach					Quellungsmedium
frisch	trocken	1	2	4	8	24 Stunden	
100	26,2	47,0	56,5	60,5	69,1	74,0	Aqu. dest.
100	26,2	42,5	47,5	48,3	50,9	51,4	$CaCl_2$
100	26,2	42,3	45,8	48,2	54,7	67,9	Milchsäure
100	26,2	59,8	63,0	67,0	72,6	74,6	NaJ
100	26,2	49,7	55,2	58,3	61,1	64,7	$NaNO_3$
100	26,2	49,2	54,9	60,5	64,5	68,1	NaBr
100	26,2	49,0	54,6	57,9	58,7	61,2	NaCl
100	26,2	46,0	49,7	51,3	56,3	57,9	Na tart.
100	26,2	48,9	54,4	57,6	60,7	64,1	Na_2SO_4
100	26,2	54,1	58,8	67,2	76,3	84,2	Na_2HPO_4
100	26,2	69,1	80,8	94,7	106,2	107,5	Na_2CO_3

Kurz zusammenfassend ergaben diese Untersuchungen, daß bei der Toxikose die Quellbarkeit des Muskelgewebes Wasser gegenüber herab-

gesetzt ist. Nach 24 stündiger Quellung wurde höchstens $75^0/_0$ des Anfangsgewichtes an Wasser wieder aufgenommen und die Quellung zeigt einen verzögerten Verlauf. Bemerkenswert ist, daß selbst durch Milchsäurezusatz die Quellung nicht gefördert wird. Vergleichen wir diese Befunde mit der Muskelquellung bei der Atrophie oder beim akut verstorbenen Kind, so ist die herabgesetzte Quellbarkeit des Muskelgewebes bei der Toxikose ganz besonders in die Augen springend.

Thoenes, der mit der Methodik Rubners bei Kindern, die unter den Erscheinungen der Toxikose starben, die Wasserbindung der Gewebe untersuchte, fand sie ebenfalls herabgesetzt. Unsere Beobachtungen, wie auch diejenigen von Thoenes, sprechen also dafür, daß bei der Toxikose des Kindes die kolloidale Wasserbindung wohl als Folge der chemischen Veränderung der Gewebe herabgesetzt ist. Ebenso wie Thoenes, der bei der Toxikose an eine Transmineralisation der Gewebe im Sinne von Spiro denkt, möchten auch wir als Teilfaktor für die mangelhafte Wasserbindung den gestörten Gewebschemismus für wahrscheinlicher ansehen als die Annahme, daß die herabgesetzte Quellbarkeit der Gewebe eine Folge der Acidose ist. Wenn die Acidose auch sicher hierbei mitwirkt, so sprechen unsere Beobachtungen bei der experimentellen Exsiccose doch dafür, daß die Acidosewirkung hinsichtlich der akuten Wasserverarmung des Körpers nicht überschätzt werden darf.

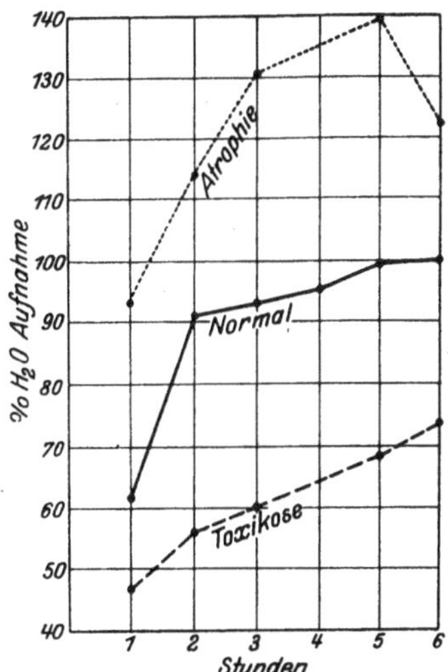

Abb. 3. Muskelquellung in H_2O nach Schiff und Stransky.

Wir kommen jetzt zur Besprechung der Frage, welche Beziehung zwischen der Exsiccose und der eingeschränkten Quellbarkeit der Muskulatur besteht. Sowohl das Experiment wie auch die klinische Erfahrung lehren, daß eine nennenswerte kolloidale Zustandsänderung derjenigen Gewebe, die die Wasserbindung besorgen, nicht in Betracht kommen kann, denn im Experiment ist die Exsiccose ein reversibler Vorgang und ferner sind uns auch Toxikosen bekannt, bei welchen durch Wasserzufuhr die Wasserverluste prompt beseitigt werden können. Nur in den Fällen von Toxikosen, bei welchen die Wasserverarmung mehr oder weniger irreversibel ist, darf mit einer erheblichen Störung des kolloidalen Substrates gerechnet werden. In diesen Fällen aber ist es nicht die Exsiccose selber, die diese Störung herbeiführt, sondern andere bis jetzt noch unbekannte, den Gewebschemismus schädigende Einflüsse. Wir werden auf diese Frage noch zu sprechen kommen. Die Frage ferner, wie bei lang anhaltender Exsiccose der Chemismus der Gewebe sich ändert, ist allerdings noch nicht untersucht.

Andere Autoren schreiben der Lebersperre für den gestörten Wasserhaushalt bei der Toxikose eine besondere Bedeutung zu. Nach den grundlegenden Untersuchungen von Mautner und Pick wird die Lebersperre durch den Vagus geschlossen. Ebenso wirken ferner die Shockgifte, Pepton und Histamin, wie auch hypotonische Lösungen. Geöffnet wird die Lebersperre durch den

Tabelle nach Schiff

Hund Nr.	I.			
	1	2	3	4
	Trockenmilch	Konzentrierte Trockenmilch	Konzentrierte Trockenmilch	Konzentrierte eiweißfreie Nahrung
Versuchdsdauer	6. II. bis 17. II.	6. II. bis 17. II.	6. II. bis 21. II.	6. II. bis 21. II.
Körpergewicht bei Beginn . . .	2000	2500	2600	2700
Körpergewicht am Ende des Versuches	2300	1900	2600	2500
Körpertemperatur	38,4—38,2	38,2—37,4	39,2—38,4	39,1—38,8
Refraktion des Blutserums im Beginn	5,2	5,2	5,2	5,2
Refraktion am Ende des Versuches	5,2	7,2	6,6	5,1

Hund Nr.	I.			
	1	2	3	4
Nahrung	Trockenmilch	Konzentrierte Trockenmilch	Konzentrierte Trockenmilch	Konzentrierte eiweißfreie Nahrung
Lebergewicht in g	110	75	96	145
Leberglykogen in g/$^0/_0$	0,29	0,093	0,141	1,45
Leberglykogen in g/abs.	0,117	0,069	0,135	2,54

Sympathicus. Dieselbe Wirkung haben Kalk, Atropin, manche Diuretica und hypertonische Lösungen. Mautner nahm an, daß die Lebersperre bei der Toxikose geschlossen ist, während Heim die gegenteilige Ansicht vertritt. Heim kam zu dieser Annahme, weil Untersuchungen von Krámer und solche aus seiner Anstalt bei der Toxikose das Bestehen einer Adrenalinämie ergaben und das Adrenalin, wie bereits erwähnt, die Lebersperre öffnet. In den letzten Jahren glaubte man der Leber auch für den Wasserhaushalt eine Bedeutung zuschreiben zu müssen. Da Duzár entsprechend den Beobachtungen von Mautner und Pick auch beim Säugling nach intravenöser Zufuhr hypertonischer Lösungen eine Verkleinerung und nach hypotonischen Lösungen eine Vergrößerung der Leber im Röntgenbild feststellen konnte, glaubt er, für den gestörten Wasserhaushalt bei der Toxikose der Leber eine bedeutsame Rolle zuschreiben zu müssen. Den Angriffsort der verschieden konzentrierten Lösungen verlegt allerdings Duzár in seiner letzten Publikation nicht mehr in die Lebersperre sondern in das Capillarsystem. Diese Beobachtungen veranlaßten Duzár zur therapeutischen Anwendung hypotonischer Lösungen bei der Toxikose, um, wie es zunächst hieß, die offene Lebersperre zu schließen. Die intravenös verabreichte hypotonische Lösung (Zucker oder Salz) soll verhindern, daß die Flüssigkeit, um mit Heim zu sprechen, die Leber einfach durcheilt. Duzár sah Günstiges von dieser Therapie. Die kritische Würdigung des Gebotenen ermöglicht es aber vorläufig noch nicht, sich ein klares Bild über die Bedeutung dieser Versuche für den Wasserhaushalt bei der Toxikose im speziellen und für das Toxikoseproblem im allgemeinen zu verschaffen. Welche Folgerungen und Choremis.

II.		III.			
5	6	7	8	9	10
Konzentrierte eiweißfreie Nahrung	Konzentrierte Trockenmilch	Trockenmilch	Konzentrierte Trockenmilch und Casein	Trockenmilch und Casein	V. 3. II. konzentrierte Trockenmilch und Rohrzucker
1. XII. bis 15. XII. 2400	1. XII. bis 15. XII. 2200	15. I. bis 30. I. 650	15. I. bis 30. I. 900	15. I. bis 6. II. 750	15. I. bis 6. II. 700
2200 38,4—38,2	2000 38,4—38,7	750 38,2—38,5	800 38,4—38,5	950 —	550 38,6—38,2
5,3	5,5	4,0	4,2	4,1	—
5,1	6,3	4,0	5,7	5,3	—

II.		III.			
5	6	7	8	9	10
Konzentrierte eiweißfreie Nahrung	Konzentrierte Trockenmilch	Trockenmilch	Konzentrierte Trockenmilch und Casein	Trockenmilch und Casein	Konzentrierte Trockenmilch und Rohrzucker
125	105	38	45	36	48
4,548	0,017	0,375	0,09	0,73	2,45
5,69	0,018	0,141	0,04	0,263	1,76

soll man nämlich ziehen, wenn der eine Autor die Lebersperre bei der Toxikose für offen (Duzár-Heim), während der andere sie für geschlossen erklärt (Mautner). Wie soll man ferner die therapeutischen Erfolge bewerten, wenn Duzár nur von der hypotonischen Lösung Günstiges sieht, während andere, z. B. Wagner, für die Anwendung hypertonischer Lösungen bei der Toxikose eintreten. Bei dieser Lage bleibt eben nichts anderes übrig, als die Entwicklung der Forschung abzuwarten in der Hoffnung, daß die heute noch so widersprechenden Angaben mit der Zeit geklärt werden dürften. Wir glauben, daß der gestörte Wasserhaushalt bei Toxikose nicht auf eine einzige Formel zurückzuführen ist, sondern daß mehrere Faktoren daran beteiligt sind. Außer den schon bereits erwähnten möchten wir auch die Schädigung der Capillarfunktion ebenso wie Duzár nicht vernachlässigen, wenn wir auch die Art dieser Schädigung in einer anderen Richtung suchen, als dies Duzár tut.

Der Kohlehydratstoffwechsel.
Exsiccose und Leberglykogen.

In den meisten Fällen ergibt die Sektion von an Toxikose verstorbenen Kindern das Vorhandensein einer Fettleber. Es ist mit der größten Wahrscheinlichkeit anzunehmen, daß es sich hierbei um eine fettige Infiltration handelt. Man glaubt, daß die Fettleber, der wir unter krankhaften Bedingungen begegnen, durch Glykogenschwund herbeigeführt wird. Fraglich ist, ob die Fettinfiltration eine Funktionsstörung der Leber verursacht. Wir halten dies nicht

Tabelle Rosenbaum. Fett und

Nummer	Name	Alter Mon.	Gewicht g	Wassergehalt a) insgesamt	Wassergehalt b) der fettfreien Substanz	Fettgehalt a) insgesamt	Fettgehalt b) der wasserfreien Substanz	Glykogengehalt a) insgesamt	Glykogengehalt b) der fettfreien Substanz	Glykogengehalt c) der wasserfreien Substanz	Glykogengehalt d) der fettfreien Trock.-substanz	Klinische Diagnose
1	Bückert . .	6	4290	78,0	79,7	2,2	9,8	Minimale Spur				Lues des Zentralnervensystems, Krämpfe.
2	Reichenb. .	1½	2850	69,2	80,6	14,3	46,4	0				Ruhr, Krämpfe
3	Wiczorek . .	6	2180	77,8	ca. 79,6	ca. 2,3	ca. 10	0				Koli-Pyelitis
4	Fritz R. . .	1½	2200	69,5	82,7	16,0	52,5	0,23	0,27	0,75	1,59	Erythrodermia desqu. Nebennierenapoplexie
5	Quack . . .	2	2750	78,2	80,4	2,8	12,9	0				Pneumokokkensepsis
6	Pille	4	2600	46,6	82,2	43,3	81,1	0				Staphylokokkensepsis
7	May	2½	3300	75,2	76,7	1,9	7,3	Spur				Nephritis purul.
8	Dornheim. .	2	1700	79,6	80,9	1,6	7,4	0,50	0,58	2,45	2,66	Pylorospasmus Akute Dyspepsie Frühgeburt
9	Täuber . . .	1	2180	79,3	80,8	1,8	8,9	Minimale Spur				Bronchopneumonie Sklerem
10	Heller . . .	1	2300	78,4	80,7	2,8	12,9	0,55	0,58	2,55	2,91	Ruhr
11	Dähnhardt .	3½	4020	63,6	80,7	21,2	58,3	0,26	0,33	0,56	1,71	Flexner-Ruhr, Pertussis, Bronchopneumonie
12	Böhme . . .	15	7150	67,9	77,3	13,4	41,6	0				Oesophagusverschluß Exsiccations-Toxikose, mong. Idiotie
13	Gläser . . .	4½	3930	77,2	78,4	1,5	6,5	3,72	3,78	16,3	17,5	Ruhr, Intoxikation
14	Richter . .	2	3010	75,9	77,9	2,6	21,3	0,16	0,16	0,66	0,74	Alim. Intoxikation
15	Möbius . . .	½	2030	75,6	79,9	5,4	22,1	0				Koli-Nephritis, Infekt. Intoxikation
16	Deidending .	2	2400	77,0	78,5	1,9	8,2	Minimale Spur				Y-Ruhr (nicht intoxiziert)

Glykogen in der Leber kranker Säuglinge.

Durch-fall	Wasser-verlust	Ödem	Therapie	Pathologisch-anatomische Diagnose	Leber, mikroskopisch	Zeit des Beginns der Glykogen-bestimmung post exitum in Stunden
+ (etwas)	0	0	—	Gummend.Rückenmarks. Große Milz. Große, etwas verfettete Leber	Periphere Leberverfettung mittleren Grades	3 Bestimmungen in je 6 Std. Intervall.
+	++	+	Lävulose parenteral	Darmulcera, diffuse Fettleber	Diffuse Fettleber	12
+	kaum	0	—	Leber frei	Leberverfettung	
0	+ (wenig)	+	—	Nebennierenapoplexie. Hochgradige diffuse Leberverfettung. Meningitis purulenta	Hochgradige diffuse Leberverfettung	21 7
+	+ (wenig)	0	—	Leber frei	Leber frei	18
+	+	0	—	Eitrige Nephritis Hautabscesse	Starke diffuse mittelgroßkopfige Verfettung der Leberzellen	12
+	++	0	—	Hämatogene eitrige Nephritis. Ikterus. Anämie der Leber	Ganz wenig kleine Fetttröpfchen in vereinzelten peripheren Leberzellen	1
+	+	0	—	Pylorospasmus Leber	Ganz wenig Fett in den Leberzellen	10
+	+++	Sklerem	Neohormonal	Bronchopneumonie	Ganz vereinzelt Fetttröpfchen in den Leberzellen. Vakuoläre Degeneration vereinzelter Leberzellen	2
++	+++	0	—	Kolitis. Lungenblähung	Geringe periphere Leberverfettung	14
++	++	0	—	Bronchipneumonie Verfettung und Vergrößerung der Leber	Ausgedehnte diffuse Leberverfettung	27
0	++	0	—	Fremdkörper im Oesophagus	Diffuse Fettleber	17
+	++	+ (Spur)	Insulin Org. 30½Std. 20 E.	Colitis catarrhalis Hyperämie der Leber. Lungenblähung	Leber mikroskopisch o. B.	17
++	++	+ (Spur)	—	Parenchym. Nierendegeneration	Periphere Leberverfettung	5
+	++	0	Insulin Org. 5 Std. 6 E.	Eitrige Nephritis Periphere Leberverfettung	Diffuse mittelgroßkopf. Verfettung der Leberzellen	11
+++	++	0	Insulin Org. 5 Std. 6 E.	Schwere Ruhr Leber o. B.	Leber fast fettfrei	15

Nummer	Name	Alter Mon.	Ge-wicht g	Wassergehalt		Fettgehalt		Glykogengehalt				Klinische Diagnose
				a) ins-ge-samt	b) der fett-freien Sub-stanz	a) ins-ge-samt	b) der wasser-freien Sub-stanz	a) ins-ge-samt	b) der fett-freien Sub-stanz	c) der was-ser-freien Sub-stanz	d) der fett-freien Trock.-sub-stanz	
17	Thäle . . .	10	6550	76,4	80,0	4,5	19,6	Spur				Ruhr. Intoxika-tion
18	Hoffmann .	4	4100	78,3	80,7	2,9	13,0(!)	Spur				Y-Ruhr. Intoxika-tion
19	Beier . . .	3	3200	75,5	78,2	3,2	12,7	3,27	3,38	13,4	15,4	Parenterale Dyspep-sie. Intoxikation

für wahrscheinlich, denn die Fettleber, die wir durch Ernährungseinflüsse entstehen sehen, wir meinen die Mastfettleber, beeinflußt den Gesundheitszustand des Organismus nicht. Es wäre somit zu erwägen, ob für das Auftreten mancher Krankheitserscheinungen nicht mehr der Glykogenschwund als die Fettanhäufung in der Leber verantwortlich zu machen wäre. Wie kommt es aber bei der Toxikose zum Glykogenschwund in der Leber? Diese Frage veranlaßte uns dazu, den Einfluß der experimentellen Exsiccose auf den Glykogengehalt der Leber zu untersuchen. Diese Untersuchungen, die wir mit Choremis an jungen, etwa 11 Wochen alten Hunden, in der Weise ausführten, daß wir die Wasserzufuhr bei eiweißhaltiger und bei annähernd eiweißfreier Nahrung stark einschränkten, ergaben, daß der Glykogengehalt der Leber stark abnimmt, wenn die Tiere bei eingeschränkter Wasserzufuhr mit einer eiweißhaltigen Nahrung gefüttert werden. In manchen Fällen sogar kann es zu einem vollständigen Glykogenschwund unter den genannten experimentellen Bedingungen kommen. Aber nicht nur Glykogenschwund sondern auch die Entstehung einer typischen Fettleber konnten wir unter diesen Bedingungen beobachten. Bemerkenswert ist, daß bei gleich eingeschränkter Wasserzufuhr der Glykogenschwund ausbleibt, wenn den Tieren eine eiweißfreie Nahrung verfüttert wird.

Wir schlossen aus diesen Beobachtungen, daß nicht der Wassermangel allein, sondern wiederum das Zusammenwirken von Wassermangel und Eiweiß für den Glykogenschwund in der Leber verantwortlich zu machen ist. Es gelang uns jedenfalls, bei der experimentellen Exsiccose hinsichtlich Glykogen und Fett in der Leber dieselben Veränderungen zu erzeugen, wie wir sie bei der Toxikose des Kindes zu sehen bekommen.

Unsere Beobachtungen wurden dann von Rosenbaum sowohl im Tierversuch wie auch bei Kindern, die unter den Erscheinungen akuter Wasserverluste ad exitum kamen, nachgeprüft und bestätigt. Rosenbaum fand, daß die akute Wasserverarmung auch beim Säugling Glykogenverarmung und Fettanhäufung in der Leber veranlaßt. Burghard und Paffrath lehnen allerdings die von Rosenbaum gefundenen Glykogenwerte mit der Begründung

Durch-fall	Wasser-verlust	Ödem	Therapie	Pathologisch-anatomische Diagnose	Leber, mikroskopisch	Zeit des Beginns der Glykogen-bestimmung post exitum in Stunden
+	++	0	Insulin Org. 13 Std. 17 E.	Diffuse Leberverfettung	Diffuse Leberverfettung	8
++	++	+	Insulin Gans 25 Std. 52 E.	Nekrotisierende Entero-Kolitis	Diffuse, vorwiegend zentrale Verfettung der Leberzellen (!)	$1^1/_2$
+	++	+	Insulin Org. 9 Std. 20 E.	Braun-Verfärbung und periphere Verfettung der Leber	Eisenhaltiges Pigment in den peripheren Leberzellen. Geringe periphere Fettablagerung	9

ab, daß Rosenbaum den postmortalen Glykogenschwund nicht berücksichtigt habe. Ferner widersprechen ihm die genannten Autoren aus dem Grunde, weil sie in zwei Fällen von Toxikose den Glykogengehalt der Leber zwischen 2 und 4 % gelegen fanden, also nicht niedriger als sie den Glykogengehalt der Leber unter anderen krankhaften Bedingungen antrafen. Leider versäumten es Burghard und Paffrath mitzuteilen, wie ihre Kinder ante exitum ernährt wurden. Eigene Versuche zeigten uns nämlich, daß bei der experimentellen Exsiccose die glykogenbildende Fähigkeit der Leber nicht gänzlich aufgehoben ist. Bei reichlicher Zufuhr von Kohlenhydrat ist trotz der Exsiccose ein gewisser Glykogenansatz in der Leber nachweisbar. Ohne also die Art der vorangegangenen Ernährung zu kennen, ist mit den Glykogenwerten allein nichts anzufangen. Ferner ist zu erwähnen, daß, wie ich dies in der Diskussion im Anschluß an den Vortrag von Burghard an der Budapester Tagung der Kinderärzte betont habe, die Frage, wie die Exsiccose den Glykogengehalt der Leber beeinflußt, nur im Experiment mit Sicherheit zu beantworten ist. Gerade Burghard und Paffrath haben nämlich gezeigt, daß verschiedene krankhafte Zustände, wie Krämpfe, Cyanose, Agone usw. den Glykogengehalt der Leber entscheidend beeinflussen. Unsere Versuche ergaben bei der Exsiccose eine Glykogenverarmung der Leber, und die Beobachtungen Rosenbaums bei an Toxikose verstorbenen Kindern stehen mit unseren Befunden in bester Übereinstimmung.

Blutzuckerregulation bei der Exsiccose.

Bemerkenswerterweise fanden wir trotz hochgradiger Glykogenverarmung der Leber den Blutzuckergehalt bei unseren Versuchstieren nicht erniedrigt. Vielmehr fanden wir normale oder auch leicht erhöhte Blutzuckerwerte. Wie wir aus der Literatur entnehmen, haben bereits Embden und Fuji, allerdings mit einer anderen Fragestellung und auch anderer Versuchsanordnung Ähnliches im Tierversuch beobachtet, als sie bei ihren durch Hunger und Strychnin glykogenarm gemachten Tieren den Blutzuckergehalt normal fanden. Embden und Fuji erwähnen diese Beobachtung nur kurz in ihrer Arbeit, ohne auf sie näher einzugehen. Als eine Bestätigung unserer tierexperimentellen Beobachtungen kann es ferner angesehen werden, wenn Burghard und Paffrath auf Grund ihrer Untersuchungen zu der Feststellung kommen, daß der Blutzuckergehalt anscheinend keine Rückschlüsse auf den Glykogengehalt der Leber zuläßt.

Dieses scheinbar paradoxe Verhalten — Normo- bzw. Hyperglykämie bei Glykogenverarmung der Leber — interessierte uns um so mehr, weil wir am Krankenbett bei schweren akuten Wasserverlusten, wir meinen die Toxikose, derselben Erscheinung begegnen. Auch bei der Toxikose Glykogenverarmung der Leber, während der Blutzuckergehalt normal oder vermehrt ist (Goetzky, Husler, Mogwitz, Bäumer und Schaefer, Nysten, Éderer und Kramár). Wir müssen also annehmen, daß die Exsiccose auch die Blutzuckerregulation beeinflußt.

Blutzucker und Glykogengehalt der Leber. Tabelle nach Schiff und Choremis.

Bei Ernährung mit	Trockenmilch	Konzentrierte Trockenmilch	Konzentrierte Trockenmilch	Konzentrierte eiweißfreie Nahrung	Trockenmilch und Casein	Konzentrierte Trockenmilch und Rohrzucker
Hund Nr.	1	2	3	4	9	10
Leberglykogen in g-$^0/_0$	0,29	0,093	0,041	1,45	0,73	2,45
Blutzucker mg-$^0/_0$	75	70	90	90	110	110

Wir haben nun die Frage zu beantworten versucht, warum der Blutzucker auch bei hochgradiger Abnahme des Leberglykogens nicht sinkt. Wir gingen bei diesen Untersuchungen von folgender Überlegung aus. Das an typischer Toxikose erkrankte Kind erleidet nicht nur akute Wasserverluste, sondern es hungert auch, natürlich aus inneren Gründen. Bei der Toxikose kommt es also nicht nur zur Exsiccose sondern auch zur Inanition. Von der Exsiccose sahen wir, daß sie den Blutzucker nicht erheblich beeinflußt. Hingegen führt die Inanition zur Hypoglykämie (Mogwitz, Rumpf, Talbot und Mitarbeiter, Schiff und Choremis). So untersuchten wir mit Choremis den Einfluß der Inanition auf den Blutzuckergehalt bei normaler und eingeschränkter Wasserzufuhr. Da aber aus dem Verhalten des Blutzuckerspiegels keine Schlüsse auf den Kohlenhydratstoffwechsel gezogen werden können, untersuchten wir ferner, um auch über die intermediären Vorgänge im Kohlenhydratstoffwechsel gewisse Aufschlüsse zu erhalten, zugleich den anorganischen Phosphorgehalt und die Alkalireserve des Blutes. Natürlich erhält man auch hierdurch kein exaktes Bild über den Kohlenhydratstoffwechsel, immerhin geben sie uns gewisse Fingerzeige für die Richtung, in der sich der Kohlenhydratumsatz bewegt. Wir möchten, bevor wir unsere Beobachtungen mitteilen, zunächst den heutigen Stand der Lehre des intermediären Kohlenhydratstoffwechsels kurz skizzieren. Wir halten dies für notwendig, denn so wird erst unsere Versuchsanordnung verständlich, wie auch die Folgerungen, die wir aus unseren Beobachtungen ziehen.

Abbau und Aufbau der Kohlenhydrate im tierischen Organismus[1].

Wenn auch die Frage des intermediären Kohlenhydratstoffwechsels noch bei weitem nicht vollständig geklärt ist, so sind wir doch dank den Arbeiten von Embden, Neuberg, Meyerhof, Hill u. a. in der Lage uns vom Kohlenhydratstoffwechsel ein durch exakte Untersuchungen gestütztes Bild zu machen. Am besten läßt sich der Kohlenhydrataufbau und Abbau veranschaulichen, wenn wir diejenigen Umwandlungen, die die Kohlenhydrate bei der Muskelaktion erfahren, an uns vorbei ziehen lassen.

Im Zentrum der chemischen Vorgänge bei der Muskelaktion steht die Milchsäure. Es ist bekannt, daß sich bei der Muskelaktion anaerob Milchsäure anhäuft, während die Milchsäure in Gegenwart von Sauerstoff wieder verschwindet. Eine nähere Aufklärung dieser Vorgänge ist Meyerhof zu verdanken. Er fand, daß bei der anaeroben Milchsäurebildung eine äquivalente Menge Kohlenhydrat (Glykogen) verschwindet. Die Quelle der bei der Muskelkontraktion gebildeten Milchsäure ist also das Glykogen (anaerobe oder Ermüdungs- oder Arbeitsphase). Wenn nun der Muskel sich erholt, kommt es zu einer gekoppelten Reaktion. Sie besteht darin, daß ein Teil der aus dem Kohlenhydrat gebildeten Milchsäure verbrennt, während gleichzeitig der andere Teil zu Glykogen resynthetisiert wird. Die beim Glykogenabbau entstehende Milchsäure wird also zum Teil wieder zu Glykogen aufgebaut und die Energie, die zu dieser Synthese notwendig ist, verschafft sich der Organismus dadurch, daß er einen Teil der Milchsäure verbrennt. Quantitativ verläuft der Prozeß in der Weise, daß bei der Verbrennung von 2 Molekülen Milchsäure bzw. 1 Moleküle Glykose 6 andere Milchsäuremoleküle zu Glykogen resynthetisiert werden. Wenn also der Muskel bei der Erholung so viel Sauerstoff aufnimmt, daß 2 Moleküle Milchsäure verbrennen, dann verschwinden im ganzen 8 Moleküle Milchsäure. $^2/_3$ bis $^3/_4$ der Milchsäure werden also in der oxydativen Phase der Muskelkontraktion wieder in Kohlenhydrat zurückverwandelt. Der intermediäre Kohlenhydratstoffwechsel zeigt also einen zyklischen Verlauf. Meyerhof zeigte, daß die geschilderten Vorgänge nicht nur für die Muskelzelle eine Geltung haben, denn er fand, daß das Lactation auch die Atmung der Leberzellen steigert und gleichzeitig auch in diesen genau so wie in der Muskelzelle die Kohlenhydratsynthese einleitet.

Welche Produkte entstehen nun beim Abbau und Aufbau des Glykogens im Organismus und welche Produkte entstehen bei der Verbrennung der Milchsäure?

Embden zeigte, daß die Vorstufe der Milchsäure beim Kohlenhydrataufbau ein phosphorylierter Zucker ist. Er bezeichnete diese Substanz als Lactacidogen und konnte sie mit der Hexosephosphorsäure, die bei der Hefegärung entsteht, identifizieren. Das Hexosemolekül in der Hexosephosphorsäure ist nach den Untersuchungen von Neuberg keine Glykose sondern linksdrehende d-Fructose. Nach neuen Untersuchungen wäre es immerhin möglich, daß es sich in Wirklichkeit doch um eine Glykose handelt, und zwar um die labile Modifikation der Glykose, die man jetzt als γ-Glykose oder Neoglykose

---

[1] Die Kreatinphosphorsäure wurde absichtlich noch nicht berücksichtigt.

bezeichnet. Die d-Fructose wäre eigentlich nur als ein Stabilisationsprodukt anzusehen. Über die Stoffe, die zwischen Glykogen und Hexosephosphorsäure liegen, ist nichts Sicheres bekannt. Die Bildung der Hexosephosphorsäure hat eine große Bedeutung einerseits aus dem Grunde, weil sie beim Kohlenhydrataufbau im Organismus die wichtigste Etappe bildet, andererseits, weil sie die Bedeutung der Phosphate für den Kohlenhydratstoffwechsel beleuchtet. Ohne intermediäre Bildung von Hexosephosphorsäure gibt es keine Kohlenhydratverwertung im Organismus. Allerdings ist über den Zweck der Zuckerphosphorylierung nichts Sicheres bekannt. Man vermutet, daß die Überführung der stabilen im Organismus nicht verwertbaren Glykose in die labile verwertbare Form erst durch die Phosphorylierung ermöglicht wird.

Für die Beziehungen, die zwischen Kohlenhydratverwertung und den Phosphaten bestehen, sprechen auch die Beobachtungen von Fiske (zitiert nach Bollinger und Hartmann), der nach peroraler Zuckerzufuhr die Phosphatausscheidung im Urin abnehmen sah. Bei derselben Versuchsanordnung wurde ferner eine Abnahme des anorganischen Phosphors auch im Blute beobachtet (Perlzweig, Latham und Keefer, zitiert nach Staub). Von verschiedenen Seiten wurde dann die Beobachtung gemacht, daß bei der alimentären Hyperglykämie der anorganische Phosphor im Blute sinkt, und beim Abfallen des Blutzuckers der Phosphor wieder ansteigt (Wiggleworth, Woodrow, Smith und Winter, Harrop und Benedikt, Bollinger und Hartmann). Bemerkenswert ist, daß auch bei der Insulinhypoglykämie der anorganische Phosphor im Blut abnimmt (Harrop und Benedikt, Staub, Günther und Fröhlich). Die Abnahme des anorganischen Phosphors wird von den meisten Forschern darauf zurückgeführt, daß er zur Bildung von Hexosephosphorsäure herangezogen wird. Wird im Organismus viel Kohlenhydrat verbraucht, wie z. B. bei angestrengter Muskelarbeit, dann kommt es im Urin zu einer vermehrten Phosphatausscheidung und der anorganische Phosphor im Blut nimmt ab (Embden und Grafe, Harrop und Benedikt). Von größter Bedeutung bei der Phosphorylierung des Zuckers im Organismus scheint das Pankreashormon, das Insulin zu sein. Bollinger und Hartmann haben nämlich die Beobachtung gemacht, daß beim pankreopriven Hund bei Verfütterung von Traubenzucker keine Abnahme des anorganischen Phosphors im Blute erfolgt, während bei Zufuhr von Insulin der Phosphor sinkt.

Der Kohlenhydratabbau im Organismus erfolgt nun in der Weise, daß aus dem Glykogen anoxybiotisch durch höhere Polymerisationsprodukte (Zwischenzucker) Monosen entstehen, die dann phosphoryliert werden. Durch fermentative Spaltung (Phosphatase) der Hexosephosphorsäure entsteht die labile Hexose, die dann vom glykolytischen Ferment in 2 Moleküle Milchsäure übergeführt wird. An der Milchsäure setzt nun die Zuckeroxydation ein. Die Energie, die bei der Oxydation frei wird, dient zum Teil zur Resynthese des Glykogens. Es wird zunächst die labile Glykose gebildet, die dann durch das Ferment Phosphatese in Hexosephosphorsäure umgewandelt wird. Wahrscheinlich werden dann rückläufig dieselben Phasen durchlaufen, wie beim Abbau des Glykogens. Folgendes vereinfachtes Schema soll diese Verhältnisse veranschaulichen:

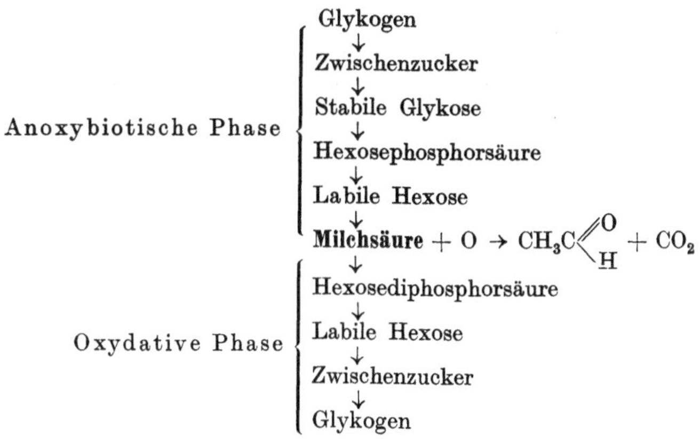

Anoxybiotische Phase
$$\begin{cases} \text{Glykogen} \\ \downarrow \\ \text{Zwischenzucker} \\ \downarrow \\ \text{Stabile Glykose} \\ \downarrow \\ \text{Hexosephosphorsäure} \\ \downarrow \\ \text{Labile Hexose} \\ \downarrow \\ \textbf{Milchsäure} + O \rightarrow CH_3C \overset{O}{\underset{H}{\big\langle}} + CO_2 \end{cases}$$

Oxydative Phase
$$\begin{cases} \downarrow \\ \text{Hexosediphosphorsäure} \\ \downarrow \\ \text{Labile Hexose} \\ \downarrow \\ \text{Zwischenzucker} \\ \downarrow \\ \text{Glykogen} \end{cases}$$

Blutzucker nach 24stündigem Hunger bei normaler Wasserzufuhr.

Die zugeführte Flüssigkeitsmenge betrug $^1/_6$ des Körpergewichtes. Wir verabreichten einen dünnen mit Saccharin gesüßten Tee. In allen untersuchten Fällen fanden wir nach der 24 stündigen Hungerperiode eine Hypoglykämie (Methodik nach Hagedorn und Jensen). Unsere Befunde bestätigen also die Beobachtungen von Mogwitz und Rumpf. Im Durchschnitt fanden wir den Blutzucker um mehr als die Hälfte des 24 stündigen Nüchternwertes erniedrigt.

Tabelle nach Schiff und Choremis.

	Blutzucker mg-%		Harn : Aceton
	vor	nach	
A. L. Exs. Diath. 3 Monate	80	38	0
G. K. Ernstör. Rekonv. 7 Monate	87	34	0
E. K. Ernstör. Rekonv. 9 Monate	85	38	0
H. B. Tetanie. 2 Monate	—	36	+
H. W. Ernstör. Rekonv. 6 Monate	90	33	0
U. Sch. Ernstör. Rekonv. 9 Monate	105	33	0
E. H. Ernstör. Rekonv. $2^1/_2$ Monate	91	36	0
E. B. Tetanie. $4^1/_2$ Monate	95	31	+
H. M. Ernstör. Rekonv. 12 Monate	80	43	0
G. F. Hernia umb. 2 Monate	92	40	0
G. S. Gesund. 6 Monate	85	38	0
A. F. Gesund. 6 Monate	88	41	0
A. C. Abgeheilte Erythrodermie. $3^1/_2$ Monate . .	79	27	0
E. B. Gesund. $4^1/_2$ Monate	88	38	0
L. L. Chondrodystrophie. 5 Monate	95	45	0
G. M. Mongolismus. 4 Monate	89	38	0
J. E. Gesund. 4 Monate	90	43	Spur
B. S. Gesund. $4^1/_2$ Monate	102	37	Spur
K. B. Tetanie. 5 Monate	95	53	+
H. G. Gesund. 5 Monate	103	34	0
M. W. Gesund. 5 Monate	92	48	Spur
R. K. Ekzem. 4 Monate	85	37	0

Blutzucker nach 24stündigem Hunger
und eingeschränkter Wasserzufuhr.

Diese Untersuchungen führten zu dem überraschenden Ergebnis, daß bei eingeschränkter Wasserzufuhr die Hungerhypoglykämie ausbleibt.

Tabelle nach Schiff und Choremis.

	Blutzucker mg-%		Harn: Aceton
	vor	nach	
R. J. Ekzem	87	87	+
J. E. Rekonvaleszent	92	77	+
R. B. Ekzem	88	81	+
G. F. Gesund	90	85	+
E. B. Gesund	74	72	+
J. H. Rekonvaleszent	83	77	+
E. B. Rekonvaleszent	74	72	+
H. M. Rekonvaleszent	100	81	+
O. K. Rekonvaleszent	104	95	+
H. J. Rekonvaleszent	128	76	+
G. M. Gesund	70	65	+
E. M. Gesund	71	63	+
J. Sch. Gesund	85	75	+

Wir glauben, durch diesen Befund die Beobachtung, daß der Blutzucker bei der Toxikose wie auch bei der experimentellen Exsiccose normale oder leicht erhöhte Werte aufweist, aufgeklärt zu haben. Die Hungerhypoglykämie wird eben durch die akute Wasserverarmung des Körpers verhütet. Wir haben den Eindruck, daß schon geringfügige Verschiebungen im Wasserhaushalt ausreichen, um die Hungerhypoglykämie hintan zu halten.

Folgende Fragen waren nun zu beantworten. Durch welche Vorgänge im intermediären Kohlenhydratstoffwechsel kommt es zur Hungerhypoglykämie und durch welche Vorgänge wird diese bei der Exsiccose verhütet? Um diese Fragen beantworten zu können, bestimmten wir gleichzeitig mit dem Blutzucker auch den anorganischen Phosphorgehalt des Blutes (Methode nach Briggs). Wir haben bereits erwähnt, daß der Kohlenhydrataufbau unter intermediärer Bindung von anorganischem Phosphor vor sich geht, während bei der Spaltung der Kohlenhydratester Phosphor frei wird. So könnte man also, natürlich mit einer gewissen Reserve, aus der Abnahme des anorganischen Phosphors im Blute auf eine synthetische Richtung des Kohlenhydratstoffwechsels, bei Zunahme des anorganischen Phosphors auf Kohlenhydratabbau schließen. Der anorganische Phosphor wäre somit gewissermaßen ein Indicator dafür, ob im Organismus unter den gewählten experimentellen Bedingungen der Kohlenhydratabbau oder -aufbau vorherrscht. Unser Vorgehen wäre exakter, wenn wir auch den Milchsäuregehalt der Muskulatur hätten berücksichtigen können. Dies war natürlich nicht durchführbar, und von der Bestimmung der Blutmilchsäure haben wir uns für die Beurteilung dieser Vorgänge nicht viel versprochen.

Der anorganische Phosphor im Blut nach 24stündigem Hunger bei ausreichender Wasserzufuhr.

Tabelle nach Schiff und Choremis.

Name	Blutzucker mg-%	Anorganischer Phosphor mg-%	CO$_2$ Volumen %	Harn : Aceton	Periode
G. B. 4½ Monate	80	4,9	50	0	Vor
	43	3,5	45	0	Nach
G. F. 3½ Monate	92	5,04	48	0	Vor
	40	3,8	33,6	0	Nach
G. S. 6 Monate	85	—	56	0	Vor
	38	—	44	0	Nach
E. K. 4 Monate	90	4,2	31,5	0	Vor
	43	3,8	34,3	+	Nach
B. S. 7 Monate	102	4,2	31,5	0	Vor
	37	3,5	34,3	(+)	Nach
H. J. 4 Monate	103	4,9	38,0	0	Vor
	34	3,5	38,5	0	Nach
M. N. 5 Monate	92	5,2	35,5	0	Vor
	48	3,85	29,0	(+)	Nach
E. Z. 5 Monate	85	5,02	59,5	0	Vor
	50	4,2	43,3	0	Nach

Aus dieser Tabelle ist zu ersehen, daß die Hungerhypoglykämie stets mit einer Abnahme des anorganischen Phosphors im Blute einhergeht. Die Abnahme beträgt im Mittel etwa 26%. Bemerkenswert ist dieser Befund, weil auch bei der Insulinhypoglykämie eine Abnahme des anorganischen Phosphors im Blute festzustellen ist. Die Analogisierung beider Vorgänge, also der Hungerhypoglykämie und der Insulinhypoglykämie, ist demnach berechtigt.

Anorganischer Phosphor im Blut nach 24stündigem Hunger bei eingeschränkter Wasserzufuhr.

Tabelle nach Schiff und Choremis.

Name	Blutzucker mg-%	Anorganischer Phosphor mg-%	CO$_2$ Volumen %	Harn : Aceton	Periode
R. B.	83	4,4	45	0	Vor
3 Monate	77	5,6	—	+	Nach
E. B.	74	4,9	40,0	0	Vor
4½ Monate	72	5,46	32,4 .	+	Nach
O. K.	104	4,2	50,2	0	Vor
4 Monate	95	5,25	31,5	+	Nach
G. J.	71	4,5	43,2	0	Vor
3 Monate	63	4,7	29,0	+	Nach
E. K.	70	3,85	48,1	0	Vor
4 Monate	65	4,5	30,9	+	Nach
G. S.	85	4,08	40,4	0	Vor
5 Monate	75	4,48	31,3	+	Nach
J. Sch.	128 [1]	4,2	46,9	0	Vor
11 Monate	76	4,55	31,6	+	Nach

[1] Nach 2 Std. Nahrungspause.

Bei Einschränkung der Wasserzufuhr fehlt also die Abnahme des anorganischen Phosphors im Blut, vielmehr ist in allen Fällen eine leichte Zunahme der Phosphorwerte festzustellen. Wir schließen hieraus, daß bei eingeschränkter Wasserzufuhr im Organismus der Kohlenhydratabbau vorherrscht.

Man könnte daran denken, daß wir es hier mit einer Acidosewirkung zu tun haben. Elias zeigte nämlich, daß bei experimentell erzeugter Acidose der Glykogengehalt der Leber abnimmt und im Blut eine Hyperglykämie festzustellen ist. Die Acidose soll also glykogenmobilisierend wirken und zur Hyperglykämie führen, während bei alkalotischen Zuständen, sowohl im Tierversuch wie auch beim Menschen, Hypoglykämie beobachtet wurde (Underhill, Toenniessen, Elias, Petényi-Lax, György-Herzberg). Allerdings bestätigten die Untersuchungen Bertrams nicht durchweg diese Beobachtungen. An die Möglichkeit einer Acidosewirkung zu denken, lag bei unseren Untersuchungen umso näher, weil ja bekanntlich die Inanition zu einer Acidose führt, und nach unseren Beobachtungen auch bei der experimentellen Exsiccose eine Acidose vorliegt. Dies veranlaßte uns, auch die sogenannte Alkalireserve des Blutes mit zu berücksichtigen. (Die Wasserstoffionenkonzentration des Blutes konnten wir, als wir mit diesen Untersuchungen beschäftigt waren, aus äußeren Gründen nicht bestimmen.) Wir fanden, daß nach 24 stündigem Hunger bei normaler Wasserzufuhr die Alkalireserve des Blutes nur leicht, dagegen bei Einschränkung der Wasserzufuhr stärker sinkt. Man hätte diesen Befund so deuten können, daß das Fehlen der Hungerhypoglykämie bei Einschränkung der Wasserzufuhr in der Tat durch die Acidose herbeigeführt wird. Wenn diese Annahme richtig ist, so müßte man aber erwarten, daß es trotz Einschränkung der Wasserzufuhr zu einer Hypoglykämie kommt, wenn es nur gelingt, die Hunger- und Durstacidose zu beseitigen. Aus diesem Grunde haben wir bei 24 stündigem Hunger und Einschränkung der Wasserzufuhr 8 g Natrium bicarbonicum auf den ganzen Tag verteilt den Kindern verabreicht und bestimmten wiederum den Blutzucker und die Alkalireserve des Blutes.

Tabelle nach Schiff und Choremis.

Name	Blutzucker mg-%		CO_2 Volumen %	
	vor	nach	vor	nach
M. S.	118	143	—	—
J. Sch.	85	77	40	59
G. P.	97	95	—	—
A. Sch.	81	68	43,3	52,7
E. H.	90	85	—	—

Unsere Untersuchungen ergaben, daß auch bei dieser Versuchsanordnung die Hungerhypoglykämie ausbleibt, und daß die Acidose durch das Natrium bicarbonicum tatsächlich unterdrückt wurde, ergibt die Zunahme der Alkalireserve. Das Fehlen der Hungerhypoglykämie bei ungenügender Wasserzufuhr kann also nicht auf einer durch die Acidose bewirkten Zuckermobilisierung aus der Leber beruhen.

Um die Frage weiter zu klären, berücksichtigten wir nun die Gewebskomponente der Blutzuckerregulation. Es war nämlich mit der Möglichkeit zu rechnen, daß es bei Einschränkung der Wasserzufuhr aus dem Grunde nicht zur Hungerhypoglykämie kommt, weil infolge gestörter Kohlenhydratverwertung der Zucker im Blute einfach liegen bleibt. Dies könnte der Fall sein, wenn das Pankreas nicht dem Bedarf entsprechend Insulin liefert; wenn das Insulin infolge „Milieuwirkung" seine Wirksamkeit in normaler Weise nicht entfalten kann; wenn der Zuckerabfluß aus dem Blut ins Gewebe gehemmt ist; schließlich käme auch eine Hemmung der Hämoglykolyse in Betracht.

Wir haben zunächst die Frage zu beantworten versucht, ob bei eingeschränkter Wasserzufuhr die Kohlenhydrate in normaler Weise verwertet werden. Um dies zu prüfen, haben wir im Urin nach Ketokörpern gefahndet. Wir zogen also als Kriterium der gestörten Kohlenhydratverwertung die Ketose heran. Dies ist berechtigt, weil es stets zur Ketose kommt, wenn die Kohlenhydrate in der Nahrung relativ, d. h. im Vergleich zum Fett, oder absolut fehlen. Dabei bleibt es gleichgültig, ob der Kohlenhydratmangel aus äußeren Gründen besteht, wie z. B. im Hunger, oder durch innere Ursachen bedingt ist, wenn also der Organismus die Fähigkeit Kohlenhydrate zu verwerten, verloren hat, z. B. Diabetes. Jedenfalls ist die Ketose ein Zeichen von mangelhafter Kohlenhydratverwertung im Organismus.

Diese Untersuchungen ergaben, daß es nach 24 stündigem Hunger bei normaler Wasserzufuhr nur ganz selten zu einer Ketose kam. Hingegen fiel die Legalsche Probe stets stark positiv aus, wenn die Wasserzufuhr eingeschränkt wurde. Wassermangel beschleunigt also die Hungerketose. Bei gleichzeitiger Zufuhr von Natrium bicarbonicum blieb die Ketose unbeeinflußt, in manchen Fällen wurde sie sogar noch stärker. Die Ketose, die wir unter den genannten Versuchsbedingungen beobachteten, spricht also dafür, daß Wassermangel eine Störung der Kohlenhydratverwertung im Organismus herbeiführt. Nun galt es über die Art dieser Störung etwas Näheres zu erfahren. Wir spritzten nach der 24 stündigen Hungerperiode bei eingeschränkter Wasserzufuhr Insulin intravenös und verfolgten die Blutzuckerkurve.

Tabelle nach Schiff und Choremis.

Name	Injizierte Menge Insulin in Einheiten	Blutzucker mg-%, nach				
		vor Insulin	10	20	30	40 Minuten
G. S.	1,5	86	52	—	60	—
G. M.	2	65	48	—	38	—
J. Joh.	3	75	54	34	56	—
A. Joh.	2	122	83	34	28	53

In allen Fällen kam es zur typischen Insulinhypoglykämie. Die Aufhebung der Insulinwirkung bei eingeschränkter Wasserzufuhr kann somit nicht als Ursache der fehlenden Hungerhypoglykämie in Betracht kommen.

Jetzt untersuchten wir den Zuckerabfluß vom Blute ins Gewebe in der Weise, daß wir den Kindern pro Kilo Körpergewicht 2 g Glykose in 50—60 g Wasser gelöst verabreichten und die Blutzuckerkurve verfolgten.

Bekanntlich wird die Konstanz des Blutzuckers durch 2 Vorgänge gewährleistet. Einerseits durch die endogene Regulation, die darin besteht, daß die Leber dem Bedarf entsprechend in das Blut Zucker abgibt. Die exogene Regulation andererseits steuert den Zuckerabfluß aus dem Blute in die Gewebe. Die endogene Regulation beherrscht also die Leber, die exogene hingegen hauptsächlich die Gewebe. Allerdings ist hierbei auch die Leber beteiligt, indem sie während der Zeit der Zuckerresorption die Glykogenolyse einschränken muß. Wir fanden, daß bei Zuckerbelastung nach 24stündigem Hunger und normaler Wasserzufuhr, die alimentäre Hyperglykämie länger bestehen bleibt, als dies unter normalen Verhältnissen der Fall ist. Diese Beobachtung stimmt mit den Befunden, die an Erwachsenen gewonnen wurden, überein (H. Staub). Ebenso wie schon Hofmeister und Bang fand auch Staub, daß im Hunger die Assimilationsfähigkeit des Organismus für Kohlenhydrate abnimmt, ferner, daß der Blutzucker nach Zufuhr von Glykose stärker ansteigt und länger hyperglykämische Werte aufweist, als dies bei Nichthungernden der Fall ist. Für diesen verzögerten Verlauf der Blutzuckerkurve macht Staub die Hungeracidose verantwortlich. Staub denkt an die Acidosewirkung hauptsächlich aus dem Grunde, weil er die typische Hungerblutzuckerkurve am ausgeprägtesten bei solchen Personen antraf, bei welchen infolge des Hungers eine Ketose auftrat. Unsere Beobachtungen widersprechen aber einer solchen Annahme. Die Beobachtungen Staubs sind einfach so zu erklären, daß bei der Hungerketose der Kohlenhydratumsatz, wohl infolge des Kohlenhydratmangels im Organismus, am stärksten eingeschränkt ist. Unsere Untersuchungen beweisen eindeutig, daß weder die Ketose noch die Acidose für den eigentümlichen Verlauf der Blutzuckerkurve bei der Inanition verantwortlich zu machen ist.

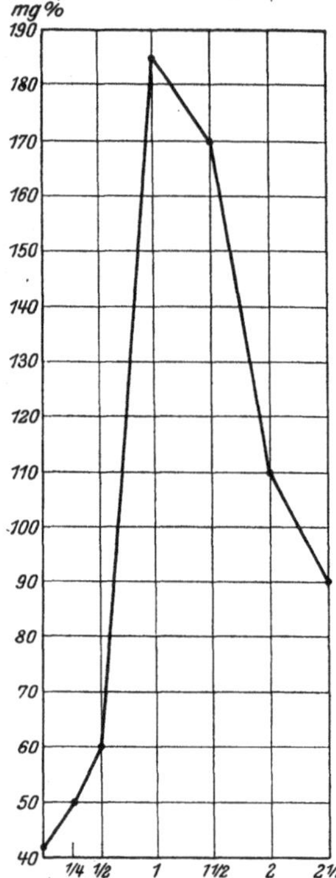

Abb. 4. Blutzuckerkurve nach oraler Verabreichung von Glykose nach 24 Stunden Hunger und normaler Wasserzufuhr. (Schiff und Choremis).

Wird bei derselben Versuchsanordnung die Wasserzufuhr eingeschränkt, so ist die absolute Zunahme des Blutzuckers zwar nicht so stark wie bei normaler Wasserzufuhr, dagegen ist die hyperglykämische Phase der Blutzuckerkurve wesentlich verlängert. Die Hyperglykämie besteht noch $3^1/_2$ Stunden nach der Zuckerbelastung und der Ausgangswert wird in manchen Fällen erst nach 4 Stunden erreicht. Hunger und noch mehr der Wassermangel stören also die exogene Blutzuckerregulation. Eine Hemmung der Hämoglykolyse in vitro konnten wir nicht nachweisen.

Eine interessante Bestätigung und Erweiterung erfuhren unsere Beobachtungen durch H. Mautner. Er fand im Tierversuch, daß die Leber nach intravenöser Zufuhr hypertonischer Salzlösungen sich verkleinert. Spritzt man aber eine konzentrierte Zuckerlösung, dann wird die Leber größer. Am stärksten tritt die Lebervergrößerung in Erscheinung, wenn eine hypertonische Glucoselösung injiziert wird. Die Zunahme des Lebervolumens ist geringer, wenn schlechte Glykogenbildner — Maltose, Lävulose — gespritzt werden, und die Vergrößerung der Leber bleibt aus, wenn solche Kohlenhydrate verabreicht werden, aus denen der Organismus bei intravenöser Zufuhr kein Glykogen

bildet (Mannose, Lactose und Sacharose). An der Lebervergrößerung ist das
Nervensystem nach den Versuchen Mautners nicht beteiligt. Sie tritt näm-
lich auch nach Durchschneidung des Vagus, des Sympathicus, wie auch nach
Durchtrennung des Halsmarkes in Erscheinung. So schloß Mautner, daß die
Vergrößerung der Leber unter den genannten experimentellen Bedingungen mit
der Glykogenbildung zusammenhängt.

Mautner fand ferner, daß die Lebervergrößerung, die nach intravenöser
Zufuhr einer hypertonischen Glykoselösung auftritt, mit einer erheblichen
Wasseranreicherung der Leber einhergeht. Wird nun dieselbe Glykosemenge
solchen Tieren gespritzt, deren Wasserbedarf nicht gedeckt ist, dann bleibt
sowohl die Zunahme des Wassergehaltes
wie auch die Vergrößerung der Leber aus.
Der Wassereinstrom in die Leber ist somit
von der Glykogenbildung abhängig. Steht
der Leber nicht genügend Wasser zur Verfügung, so bleibt die Glykogenbildung aus.

Wir schlossen aus unseren Beobachtungen, daß bei Wassermangel im
Organismus der Glykogenabbau verschärft und die Resynthese des Glykogens gestört ist. Mautners Beobachtungen stehen mit diesem Satz in bester
Übereinstimmung.

Fassen wir unsere Beobachtungen kurz
zusammen, so ergab sich, daß nach 24stün-
digem Hunger bei normaler Wasserzufuhr
eine starke Hypoglykämie, eine Abnahme
des anorganischen Phosphors im Blute und
eine leichte Herabsetzung der Alkalireserve
erfolgt. Bei der alimentären Zuckerbelastung zeigt die Blutzuckerkurve einen
starken Anstieg und verzögerten Abfall.
Die Ketonurie fehlt in den meisten Fällen.
Wird derselbe Versuch bei eingeschränkter

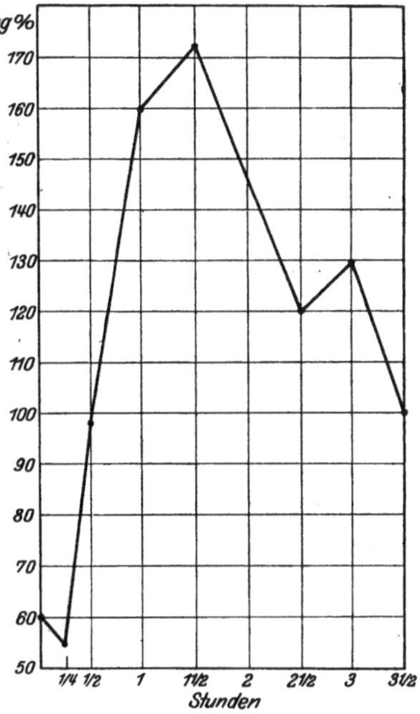

Abb. 5. Blutzuckerkurve nach peroraler
Zufuhr von Glykose (2 g pro Kilo Körper-
gewicht) bei eingeschränkter Wasserzufuhr.
(Schiff und Choremis).

Wasserzufuhr ausgeführt, so fehlt die Hungerhypoglykämie, der anorganische
Phosphor im Blut ist leicht vermehrt, und es kommt zu einem stärkeren Sinken
der Alkalireserve des Blutes. Bei alimentärer Zuckerbelastung ist die hyperglykämische Phase stärker verlängert als bei normaler Wasserzufuhr. In jedem
Falle ist die Ketonurie nachweisbar. Das Insulin führt stets zur Hypoglykämie
und die Hämoglykolyse in vitro zeigt keine Abweichung von der Norm.

Unsere Untersuchungen ergaben also, daß die Blutzuckerregulation im Hunger
sich gänzlich verschieden verhält, je nach dem, ob der Wasserbedarf des Kindes
gedeckt ist oder nicht. Das verschiedenartige Verhalten des anorganischen
Phosphors im Blute weist ferner daraufhin, daß eine Verschiedenheit auch im
intermediären Kohlenhydratstoffwechsel anzunehmen ist.

Wir haben bereits erwähnt, daß die Hungerhypoglykämie beim Säugling
eine weitgehende Analogie mit der Insulinhypoglykämie aufweist. Auch die
Hungerhypoglykämie geht nämlich ebenso wie die Insulinhypoglykämie mit

einer deutlichen Abnahme des anorganischen Phosphors im Blute einher. Untersuchungen aus den letzten Jahren sprechen dafür, daß das Insulin wahrscheinlich die Phosphorylierung des Zuckers einleitet (Virtanen, Brugsch, Shokhey-Singh-Allan). Das Insulin fördert also die oxydativ synthetische Phase des Kohlenhydratstoffwechsels, also den Glykogenaufbau aus Milchsäure bzw. aus Glykose (Cori, Bissinger, Lesser und Zipf, Brugsch und Mitarbeiter). Schon haben Harrop und Benedikt die Vermutung ausgesprochen, daß die Abnahme des anorganischen Phosphors im Blute unter Insulinwirkung auf der Bildung von Hexosephosphorsäure beruht, und tatsächlich fanden Andowa und Wagner im Tierversuch unter Insulin eine Vermehrung des Lactacidogens in der Muskulatur und Lawaczek eine solche im Blute. Durch die Bildung der Hexosephosphorsäure ist aber die Insulinhypoglykämie noch nicht aufgeklärt. Von Noorden wies bereits daraufhin, daß das Insulin auch die Gly-

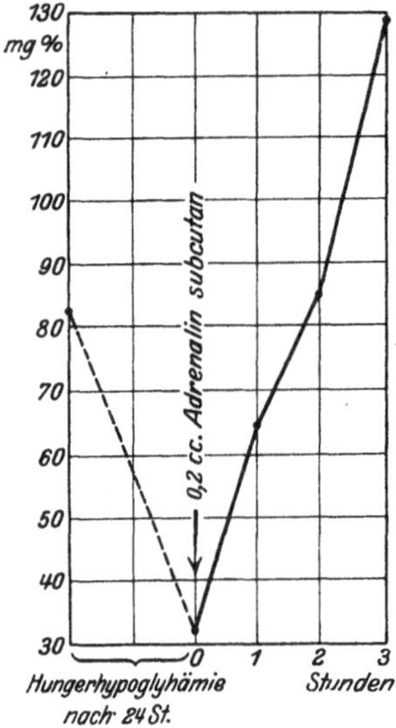

Abb. 6. Blutzuckerkurve nach Adrenalin im Stadium der Hungerhypoglykämie. (Schiff und Choremis.)

kogenolyse in der Leber hemmen müsse, und Issekutz wie auch Brugsch und Horsters konnten durch Insulin eine Blockierung der Leberdiastase nachweisen. Das Insulin fördert also einerseits die Glykogensynthese im Organismus und hemmt andererseits zugleich die Glykogenolyse in der Leber. Wenn wir diesen Beobachtungen unsere Befunde an die Seite stellen, so läßt sich zunächst sagen, daß im kurzfristigen Hunger bei normaler Wasserzufuhr die Kohlenhydratsynthese im Organismus nicht gestört ist. Natürlich muß wieder die Frage aufgeworfen werden, wieso es schon nach 24stündigem Hunger beim Säugling zu einer schweren Hypoglykämie kommt oder mit anderen Worten, warum die Leber die endogene Blutzuckerregulation einstellt. Man könnte vermuten, daß dies aus dem Grunde erfolgt, weil infolge des Hungers die Glykogenvorräte der Leber sich erschöpfen. Eine solche Annahme ist allerdings unwahrscheinlich, denn nach einer 24stündigen Hungerperiode ist mit einer so hochgradigen Glykogenverarmung der Leber wohl kaum zu rechnen. Immerhin haben wir in dieser Richtung Untersuchungen angestellt, und prüften die Wirkung subcutan gespritzten Adrenalins (0,2 ccm) auf den Blutzuckergehalt. Die Injektionen wurden im Stadium der Hungerhypoglykämie vorgenommen.

In allen untersuchten Fällen fanden wir nach der Adrenalininjektion eine Hyperglykämie. Wir müssen somit auch bei der Hungerhypoglykämie ebenso wie bei der Insulinhypoglykämie mit einer Einschränkung der Glykogenolyse in der Leber rechnen. Dafür, daß die Zuckeroxydation hierbei nicht gestört ist, spricht das Fehlen der Hungerketose. Wird die Hungerperiode länger ausgedehnt, so muß natürlich die Kohlenhydratsynthese immer mehr und mehr in den Hintergrund treten, weil im Kreisprozeß die Kohlenhydratreserven schließlich abbrennen.

Bei nicht zu lange anhaltendem Hunger zeigt also nach unseren Beobachtungen der Kohlenhydratstoffwechsel beim Säugling eine synthetische Richtung und die Leber befindet sich in einer kohlenhydrateinsparenden Stellung. Wir erblicken hierin eine Schutzvorrichtung, die der Säuglingsorganismus in Anspruch nimmt, um die Verluste seiner Kohlenhydratreserven möglichst einzuschränken.

Ganz anders liegen die Verhältnisse, wenn im Hunger zugleich auch die Wasserzufuhr eingeschränkt wird. Wie erwähnt, bleibt in diesem Falle die Hungerhypoglykämie aus, und den anorganischen Phosphor im Blute finden wir leicht vermehrt. Man dachte an eine Acidosewirkung. An eine solche zu denken lag umso näher, weil nach den Untersuchungen von E. Langfeld die Glykogenolyse hauptsächlich von der Wasserstoffionenkonzentration der Leberzellen abhängig sein soll (Endres und Lucke). Nun konnten wir aber zeigen, daß die Hungerhypoglykämie bei Einschränkung der Wasserzufuhr auch dann ausbleibt, wenn die Acidose ausgeschaltet und durch das peroral verabreichte Natrium bicarbonicum sogar eine Alkalose hervorgerufen wird. Man könnte natürlich auch daran denken, daß im Hunger bei ungenügender Wasserzufuhr die Glykogenreserve der Leber sich schneller erschöpft und die Ketose nur die Folge des verschärften Kohlenhydrathungers ist. Gegen eine solche Annahme sprechen aber unsere tierexperimentellen Erfahrungen, ferner die Phosphorvermehrung im Blut und schließlich würde der Glykogen-

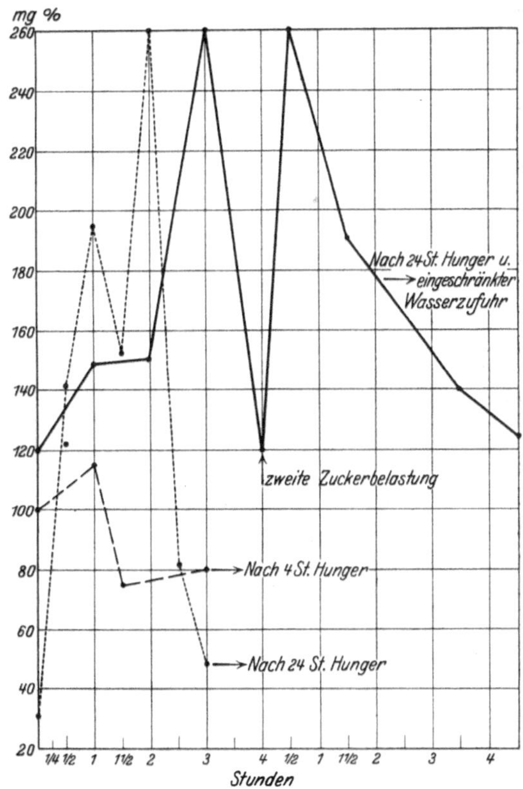

Abb. 7. Blutzuckerkurve nach wiederholter Zufuhr von Glykose per os nach 24 St. Hunger und eingeschränkter Wasserzufuhr. (Schiff und Choremis.)

schwund in der Leber das Ausbleiben der Hungerhypoglykämie auch nicht erklären.

Daß bei Einschränkung der Wasserzufuhr die Kohlenhydratverwertung gestört ist, zeigt auch der Verlauf der Blutzuckerkurve nach Zufuhr von Traubenzucker. Die starke Verlängerung der hyperglykämischen Phase, der verzögerte Abfall des Blutzuckers zum Ausgangswert entspricht Verhältnissen, wie sie bei der diabetischen Stoffwechselstörung anzutreffen sind. Traugott, ferner Forster und Nothmann haben die Beobachtung gemacht, daß beim Diabetiker nach Abklingen der alimentären Hyperglykämie durch wiederholte Zufuhr von Traubenzucker erneut ein Ansteigen des Blutzuckergehaltes hervorzurufen ist, während dies beim Gesunden nach der zweiten Zuckerbelastung ausbleibt. In derselben Weise wie der Diabetiker verhält sich auch der Säugling im Hunger bei eingeschränkter Wasserzufuhr. Diese Beobachtung spricht dafür, daß beim Säugling unter den erwähnten experimentellen Bedingungen der Zuckertransport vom Blut ins Gewebe also die exogene Blutzuckerregulation gestört ist.

Das Insulin ist hierbei nicht beteiligt. Fanden wir doch nach Insulininjektionen auch bei Einschränkung der Wasserzufuhr eine typische Hypoglykämie.

Das prompte Auftreten der Ketonurie bei eingeschränkter Wasserzufuhr und Hunger, das Fehlen der Hungerhypoglykämie, die Phosphorvermehrung im Blut und der Verlauf der alimentären Blutzuckerkurve sprechen mit der größten Wahrscheinlichkeit dafür, daß unter den genannten Bedingungen die Insulinabgabe seitens des Pankreas eingeschränkt ist.

Unsere Untersuchungen ergaben, daß im Hunger bei eingeschränkter Wasserzufuhr die Kohlenhydratverwertung im Organismus gestört ist. Die Acidose, die Ketose, die relative, in manchen Fällen sogar absolute Hyperglykämie, die verlängerte alimentäre Blutzuckerkurve, die Möglichkeit der wiederholten Hervorrufung der alimentären Hyperglykämie sind der diabetischen Stoff-wechselstörung durchaus analoge Erscheinungen. Aus diesem Grunde sprechen wir bei akuter Wasserverarmung des Körpers, natürlich wenn die von uns gewählten experimentellen Bedingungen zutreffen, von einer pseudodiabetischen Störung des Kohlen-hydratstoffwechsels.

Wir gingen bei unseren Untersuchungen von der Blutzuckerregulation bei der Toxikose aus und erwähnten, daß bei der Toxikose der Blutzucker normal oder vermehrt ist. Bekannt ist auch, daß zwischen dem Grade der Hyperglykämie und der Schwere der Erkrankung keine Beziehungen bestehen (Éderer und Kramár). Ferner wurde bei der Toxikose ein verzögerter Abfall der alimentären Hyperglykämie (Bäumer, Éderer und Kramár) und ein steiler Anstieg und verzögerter Abfall der Blutzuckerkurve nach Adrenalin nachgewiesen (Mogwitz, Duzár). Schließlich fand Duzár bei an Toxikose erkrankten Kindern nach intravenöser Zufuhr von Insulin den Blutzucker rapid sinken, wobei die Hypoglykämie im Gegensatz zum gesunden Kind nicht lange bestehen bleibt. Wir konnten all diese Erscheinungen auf experimentellem Wege hervorrufen und glauben, daß unsere Beobachtungen manche Fragen des Kohlenhydratstoffwechsels bei der Toxikose bzw. bei der Exsiccose geklärt haben dürften.

Die Ausscheidung von Cl, P, Na, K, Ca und Mg bei der experimentellen Exsiccose.

Wir fanden bei einem Kinde im Stadium der experimentellen Exsiccose eine mäßige, bei einem anderen eine starke Chlorretention. Hingegen schied ein exsudatives Kind in derselben Periode vermehrt Chlor aus. Bei vermehrter Wasserzufuhr schieden die beiden erstgenannten Kinder das überschüssig retinierte Chlor wieder aus. Die Gesamtphosphorausscheidung im Urin fanden wir bis auf einen Fall bei eingeschränkter Wasserzufuhr vermehrt.

	A. Sch., 4 Monate		W. Sch., 9 Monate		J. B., 5 Monate	
	Vor-	Haupt-periode	Vor-	Haupt-periode	Vor-	Haupt-periode
Urinmenge ..	885	330	1065	530	930	250
P_2O_5 in g ...	1,38	2,04	2,61	2,41	1,23	2,76

Die Ausscheidung der Kationen Na, K, Ca, und Mg nach der Methode von
Fiske bestimmt, fanden wir bei der experimentellen Exsiccose herabgesetzt.

Der Säure-Basenhaushalt bei der Toxikose.

Daß bei der Toxikose des Säuglings eine Acidose vorliegt, hat Czerny
bereits 1897 erkannt. Er führte die große Atmung des an Toxikose erkrankten
Kindes auf die Acidose zurück. Seither wurden über diese Frage zahlreiche
Untersuchungen mit verschiedenen Methoden ausgeführt. Kurz zusammen-
gefaßt ergaben diese Untersuchungen, daß bei der Toxikose die Wasserstoffionenkonzentration im Blut vermehrt (Salge, Yllpö, Friedrichsen, Schiff,
Bayer und Karelitz) und die Alkalireserve des Blutes erniedrigt ist (O. M.
Schloß und Stetson, Guy, Schwarz und Kohn, Éderer und Kramár).
Krasemann fand die Carbonatzahl herabgesetzt, Howland und Marriott
die alveolare CO_2-Spannung erniedrigt, und Yllpö stellte die Abnahme der CO_2-
Regulationsbreite im Blute fest. Ferner fand Yllpö ebenso wie Howland
und Marriott einen acidotischen Typus der Sauerstoffdissoziationskurve
bei der Toxikose. Schließlich wurde auch eine vermehrte Säureausscheidung
im Urin bei der Toxikose beobachtet (Yllpö). Es kann also keinem Zweifel
unterliegen, daß die Toxikose des Säuglings mit einer Acidose einhergeht. Die
Acidose kann kompensiert sein, inkompensierte Acidosen dürften aber nicht
zu den Seltenheiten gehören.

In den typischen Fällen von Toxikose besteht Fieber, Durchfall, Erbrechen
und eine akute Wasserverarmung des Körpers. Leidet ein Kind an schweren
Durchfällen und erbricht es viel, so führen diese krankhaften Vorgänge natürlich
auch dazu, daß das Kind hungert. Alle diese krankhaften Vorgänge beeinflussen das Säure-Basen-Gleichgewicht, und zwar nach beiden Richtungen
hin. Acidotisch wirken der Durchfall, die Exsiccose und die Inanition, alka-
lotisch die gesteigerte Körpertemperatur und das Erbrechen. Wir sprechen
von einer antagonistischen Beeinflussung des Säure-Basen-
Gleichgewichtes. Die Resultante dieser beiden entgegengesetzten Einflüsse
auf das Säure-Basen-Gleichgewicht wird in erster Linie von quantitativen
Faktoren abhängig sein. Da es einmal sicher ist, daß bei der Toxikose eine
Acidose vorliegt, so muß eben angenommen werden, daß die acidotischen
Einflüsse die alkalotische Tendenz wesentlich übertreffen.

Wir haben bei unseren Untersuchungen nicht nur den P_h und die Alkalireserve des Blutes bestimmt, sondern berücksichtigten auch den Anionen- und
Kationengehalt des Blutes. Es sei gleich hervorgehoben, daß bei solchen Untersuchungen stets berücksichtigt werden muß, ob das an Toxikose erkrankte
Kind erbricht oder nicht. Durch das heftige Erbrechen wird nämlich der Säure-
Basenhaushalt wesentlich beeinflußt. Wir wollen unsere Beobachtungen in
folgender Tabelle (s. S. 48) veranschaulichen.

Wir fanden also bei der Toxikose, wenn das Kind nicht er-
brach, eine inkompensierte Acidose. Die Alkalireserve ist enorm
gesunken und das Cl′ im Blutserum erheblich vermehrt. HPO_4''
fanden wir nur leicht vermehrt. Der Gehalt des Blutes an Ge-
samtbasen, nach der Methode von Fiske bestimmt, ist normal.
Der Säurerest auffallend niedrig. Diese Beobachtungen wurden im
wesentlichen durch Hartmann bestätigt.

Erbricht das an Toxikose erkrankte Kind, so kommt es ebenfalls zu einer
Acidose. Auch hier ist die (H˙) des Blutes vermehrt und das HCO_3' stark erniedrigt. Der anorganische Phosphor bzw. das HPO_4'' weist keine Besonderheiten auf. Einen auffallenden Unterschied zeigt nur der Cl'-Gehalt des Blutes,
indem es eben infolge des heftigen Erbrechens nicht vermehrt, in manchen Fällen
sogar deutlich herabgesetzt ist. Die ungleichmäßigen Befunde von G. Boyd
hinsichtlich des Cl'-Gehaltes im Blute bei der Toxikose sind sicherlich hierauf
zurückzuführen. Bemerkenswert ist ferner, die starke Zunahme des Säurerestes im Blute, die wohl auf die Vermehrung von näher noch nicht bekannten
organischen Säuren zurückzuführen ist. Der Basengehalt des Blutes, wir meinen
wiederum die schon genannten Kationen, wird durch das Erbrechen nicht
beeinflußt. Wir fanden ihn normal oder an der oberen Grenze der Norm.

Tabelle nach Schiff-Bayer und Fukuyama.

	Gesunder Säugling	Toxikose	Experimentelle Exsiccose bei eiweißhaltiger Nahrung Kind: F. S.
Ph 38⁰	7,33	7,16	7,27
HCO_3'	22,15	6,25	18,01
Cl'	107,87	150,7	117,11
HPO_4''	2,158	2,40	2,15
Protein	10,87	11,57	14,51
Gesamtsäure	143,05	170,92	151,78
Gesamtbasen	180,1	175,0	178,00
Säurerest	36,83	5,921	26,22

Der Säure-Basenhaushalt bei der experimentellen Exsiccose.

Erst nachdem wir die Acidose, die bei an Toxikose erkrankten Kindern
zu beobachten ist, charakterisiert und von anderen Acidoseformen abgegrenzt
hatten, stellten wir uns die Frage, wie sich der Säure-Basenhaushalt bei
akuter Wasserverarmung des Körpers verhält. Wir wollten erfahren, ob und
in welcher Weise an der Acidose, die wir bei der Toxikose zu sehen bekommen,
die Exsiccose beteiligt ist. Untersuchungen am Kranken lassen eine eindeutige
Beantwortung dieser Frage nicht zu. Es spielen hier viele störende Momente
mit. Stellt sich z. B. die Exsiccose bei einem Kinde ein, das fiebert, erbricht
und an Durchfällen leidet, so wird man natürlich niemals sagen können, in
welchem Umfange die eine oder die andere krankhafte Störung an der Verschiebung des Säure-Basen-Gleichgewichtes mitwirkte. Eindeutig kann die
gestellte Frage nur durch die Untersuchung des Säure-Basenhaushaltes bei
der experimentellen Exsiccose beantwortet werden. Wir haben dies mit der
Erweiterung getan, daß wir bei der experimentellen Exsiccose nicht nur
das Blut sondern auch die Säureausscheidung im Urin eingehend berücksichtigten.

Wir fanden, mit Bayer und Fukuyama, daß bei der experimentellen Exsiccose die (H˙) im Blute vermehrt und die Alkalireserve
erniedrigt ist, während der Kationengehalt des Blutserums im

wesentlichen unverändert bleibt. Von den Anionen ist im Blutserum das Cl' und das Lactat vermehrt, während das HPO_4'' keine wesentliche Änderung aufweist.

Im Urin fanden wir die (H') nach der sauren Seite verschoben und eine starke Zunahme der titrierbaren Acidität. Leicht vermehrt sind die organischen Säuren, während Ammoniak im Urin nicht vermehrt ausgeschieden wird. Ketokörper sind ebenso wie bei der Toxikose auch bei der experimentellen Exsiccose im Harn nicht nachzuweisen. Diese Untersuchungen sind vor kurzem von L. Schönthal bei Marriott bestätigt worden.

Auch die experimentelle Exsiccose geht also mit einer Acidose einher. Sowohl die Blut- wie auch die Harnbefunde sprechen in diesem Sinne.

Der Säure-Basenhaushalt bei eingeschränkter Wasserzufuhr und eiweißfreier Nahrung.

Im Blut kann der P_h normal oder erniedrigt sein, ebenso auch das HCO_3'. Das Cl' zeigt keine wesentliche Änderung, während HPO''_4 und das Lactat leicht vermehrt sind. Im Urin fanden wir den P_h unverändert und die titrierbare Acidität leicht vermehrt, während die Ausscheidung der organischen Säuren unbeeinflußt bleibt. Auch hier kommt es nicht zur vermehrten Ammoniakausscheidung und Ketokörper sind im Harn nicht nachweisbar.

Plötzliche Einschränkung der Wasserzufuhr führt also auch bei stickstofffreier Nahrung zur Acidose, die aber von jener, die wir bei der experimentellen Exsiccose sehen, sich wesentlich unterscheidet. Wahrscheinlich sind es organische Säuren, die bei der stickstofffreien Kost die Acidose veranlassen. Die starke Zunahme des Säurerestes spricht jedenfalls in diesem Sinne.

Als Beispiel für das Gesagte wollen wir die Analysenwerte von 2 Fällen anführen:

Tabelle nach Schiff-Bayer-Fukuyama.

W. Z., $7^1/_2$ Monate. Nahrung: 900 g Trockenmilch $+$ 8 % Zucker. Wasserzufuhr in der Hauptperiode: 400 g.

Blut	Vor-periode	Haupt-periode	Urin	Vor-periode	Haupt-periode
Ph	7,38	7,26	Menge	790,00	320,00
HCO₃	23,45	20,61	Ph	6,2	5,7
Cl'	107,97	122,10	Acidität	11,2	19,8
HPO₄''	2,4	2,47	Organische Säuren	139,04	246,56
Milchsäure	1,9	3,4	K	244,1	248,3
Protein	13,59	14,51	Na + Mg	348,51	132,8
Gesamtsäure	149,31	163,09	Ca	29,07	13,8
Gesamtbasen	172,0	172,5	Gesamtbasen	621,7	394,9
Säurerest	22,69	9,41	N	4,59	4,92
			NH₃	0,199	0,22
			NH₃-Quot.	4,34	4,4

W. Y., 3 Monate. Nahrung: 700 Milch + 8% Zucker. Ges.-Vol. in der Hauptperiode. 300 g.

Blut	Eiweißhaltige Nahrung Vor-periode	Eiweißhaltige Nahrung Haupt-periode	Eiweißfreie Nahrung Vor-periode	Eiweißfreie Nahrung Haupt-periode
Ph	7,32	7,18	7,25	7,26
HCO_3'	25,96	23,45	21,77	20,93
Cl'	101,13	115,03	106,95	105,97
HPO_4''	2,5	2,53	2,0	2,27
Milchsäure	2,17	3,1	2,3	3,0
Protein	12,28	12,28	11,54	10,05
Gesamtsäure	144,04	146,39	144,56	142,22
Gesamtbasen	178,0	180,0	170,0	180,0
Säurerest	33,96	33,61	25,44	37,78

W. Y.

Harn	Eiweißhaltige Nahrung Vor-periode	Eiweißhaltige Nahrung Haupt-periode	Eiweißfreie Nahrung Vor-periode	Eiweißfreie Nahrung Haupt-periode
Menge	575,00	270,00	735,0	140,0
Ph	5,4	5,2	5,5	5,4
Acidität	8,0	17,6	3,4	10,0
Organische Säuren	115,2	153,36	41,16	58,24
K	239,3	335,9	221,2	248,5
Na + Mg	252,12	142,09	95,02	15,31
Ca	26,08	11,01	21,78	12,19
Gesamtbasen	517,5	489,0	338,0	274,0
N	3,987	4,23	0,7718	0,5096
NH_3	0,12	0,16	0,1337	0,1215
NH_3-Quot.	3,01	3,7	17,33	23,84

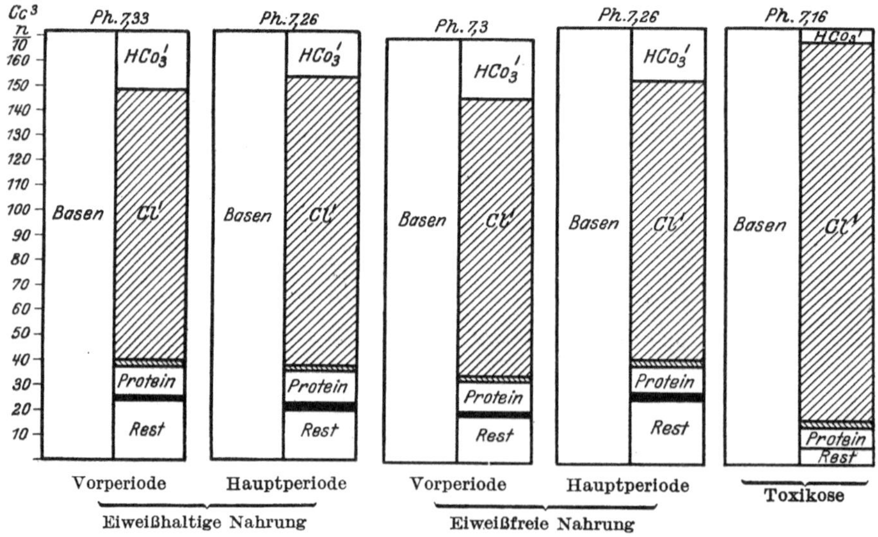

Abb. 8. Säure-Basengleichgewicht im Blut bei der experimentellen Exsiccose und Toxikose. (Schiff-Bayer und Fukuyama.)

▨ HPO_4'' ■ Milchsäure.

Vergleichen wir die Ergebnisse der Analysen, die wir bei eingeschränkter Wasserzufuhr beobachteten, mit denjenigen, die wir bei der Toxikose fanden, so ergibt sich, daß der Säure-Basenhaushalt des an Toxikose erkrankten Kindes, wenn kein Erbrechen besteht, dieselben Veränderungen aufweist, wie wir sie bei der experimentellen Exsiccose, also bei Einschränkung der Wasserzufuhr und eiweißhaltiger Nahrung antreffen. Natürlich sind die Verschiebungen beim toxikosekranken Kinde viel stärker ausgesprochen als bei der experimentellen Exsiccose. Der Säure-Basenhaushalt ist also bei der Toxikose durch dieselben Merkmale gekennzeichnet wie die Exsiccationsacidose. Die Übereinstimmung ist nicht nur in der Blutflüssigkeit vorhanden sondern auch im Urin.

Auch bei der Toxikose fehlt, wie wir dies unabhängig von Howland und Marriott fanden, und immer wieder betont haben, ebenso wie bei der Exsiccationsacidose die Ketonurie. Bemerkenswert ist ferner das Verhalten der Ammoniakausscheidung im Urin bei der experimentellen Exsiccose. Bemerkenswert ist dies aus dem Grunde, weil die vermehrte Ammoniakausscheidung lange Zeit hindurch als das klassische Symptom der Acidose galt, und wir nun bei der Exsiccationsacidose, auch dann wenn sie inkompensiert ist, die vermehrte Ammoniakausscheidung im Urin vermissen. Dies ist so auffallend, daß wir hierauf noch kurz eingehen wollen und an Beobachtungen anschließen möchten, die mit ganz anderen Fragestellungen von verschiedenen Forschern erhoben wurden, für unsere Frage jedoch zumindest die Richtung, in der gesucht werden soll, anzeigen.

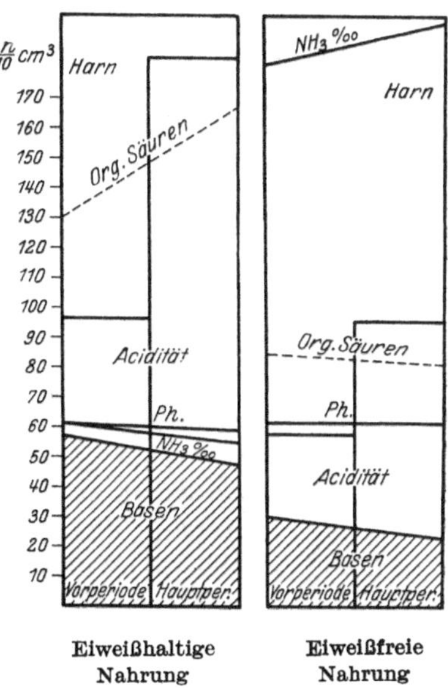

Eiweißhaltige Nahrung   Eiweißfreie Nahrung

Abb. 9. Säure- und Basenausscheidung im Urin. (Schiff-Bayer und Fukuyama.)

Howland und Marriott fanden, daß bei Nierenerkrankungen des Kindes trotz vermehrter Säureausfuhr im Urin die Ammoniakausscheidung nicht zunimmt. Besonders lehrreich sind die Beobachtungen von Gamble, Blackfan und Hamilton, die fanden, daß die Calciumchloridacidose beim gesunden Kind mit einer erheblich gesteigerten Ammoniakausscheidung im Urin einhergeht, während der Kationengehalt des Harns nur mäßig ansteigt. Wird aber das Calciumchlorid einem an Nephritis leidenden Kinde verabreicht, dann kommt es zwar ebenfalls zu einer Acidose, jedoch fehlt die vermehrte Ammoniakausscheidung, hingegen wird Na, K, Ca, Mg im Urin vermehrt ausgeschieden. Wenn man mit Nash und Benedikt annimmt, daß die Ammoniakbildung hauptsächlich in den Nieren erfolgt, so könnte daran gedacht werden, daß das Fehlen der vermehrten Ammoniakausscheidung bei der Exsiccationsacidose darauf beruht, daß durch die akute Wasserverarmung des Körpers die ammoniakbildende Funktion der Nieren eine Störung erleidet.

Nach diesen Beobachtungen wäre natürlich zu erwarten, daß auch bei der Toxikose Ammoniak nicht vermehrt zur Ausscheidung gelangt. In der Literatur aber liegen hierüber nur spärliche Angaben vor. In einem Falle, den L. F. Meyer untersuchte, wird von einer vermehrten Ammoniakausscheidung berichtet. Wir halten diesen Befund aber nicht für beweisend, weil es sich um ein schon vorher krankes, unterernährtes Kind handelte, das bereits vor dem Auftreten der toxischen Symptome Ammoniak vermehrt ausschied. Über hohe Ammoniakkoeffizienten bei der Toxikose berichtet ferner O. M. Schloß. Wichtiger wäre allerdings, etwas über die absoluten Mengen des im Harn ausgeschiedenen Ammoniaks zu erfahren. Leider fehlen in der Arbeit von Schloß alle Beläge hierfür, so daß die Beurteilung seiner Befunde nicht möglich ist. Natürlich müßte die Ammoniakausscheidung auf der Höhe der Toxikose und nicht nach Abklingen der toxischen Symptome bestimmt werden. Eine selbstverständliche Forderung, die allerdings schwer zu erfüllen sein dürfte. Das vorliegende spärliche Material über die Frage der Ammoniakausscheidung im Urin bei der Toxikose reicht jedenfalls nicht aus, um ein sicheres Urteil zu ermöglichen.

Unsere Versuche ergaben, daß auch der Acidosetypus, den wir bei der Toxikose finden, im Experiment herbeizuführen ist. Wir finden bei der Toxikose dieselbe Acidose wie bei der experimentellen Exsiccose. **Charakterisiert ist diese im Blut durch die erniedrigten HCO_3' Werte bei normaler oder vermehrter $(H^·)$ und Zunahme des Cl'. Im Urin durch vermehrte Titrationsacidität, durch Zunahme der Wasserstoffionenkonzentration, durch die vermehrte Ausscheidung von organischen Säuren und schließlich durch das Fehlen der Ketonurie und der vermehrten Ammoniakausscheidung.**

Entgegen den Angaben amerikanischer Autoren kommt als auslösendes Moment für die Exsiccationsacidose nach unseren Beobachtungen weder die Anhäufung von sauren Phosphaten (Howland und Marriott) noch eine Vermehrung der Milchsäure im Blut (Clausen) in Betracht. Die Konzentration des Blutes an BH_2PO_4 und Milchsäure ist nämlich, verglichen mit der Gesamtanionenkonzentration, so gering, daß auch eine Zunahme von 100% das Säure-Basengleichgewicht bzw. die Pufferung des Blutes nicht merklich beeinflussen würde. Clausen fand in 3 Fällen von „anhydrämischen" Zuständen beim Säugling eine enorme Vermehrung der Blutmilchsäure (142, 116, 150 mg-$\%$; normal im Durchschnitt nach Clausen 19,5 mg-$\%$). Diese Fälle dürften allerdings zu den Ausnahmen gehören und müssen noch weiter geklärt werden. Jedenfalls wird von Clausen selbst betont, daß nicht alle Fälle von „anhydrämischer Acidose" durch die Milchsäure bedingt sind. Eine besondere Stellung hinsichtlich des Säurebasengleichgewichtes im Blute muß dem Cl' zugeschrieben werden. Mehr als die Hälfte der Kationen sind im Blute an Cl' gebunden. Wenn wir nun in Betracht ziehen, daß der Cl'-Gehalt des Blutes beim gesunden Säugling rund 100 ccm n/10 Cl beträgt, so ist klar, daß schon eine Cl'-Zunahme um nur 15 oder 20% eine ausgesprochene Reduktion des $BH\,CO_3$ wird herbeiführen müssen. Da, wie bekannt, das $\dfrac{CO_2}{BH\,CO_3}$ System den am meisten elastischen Puffer des Blutes darstellt und, abgesehen von Hämoglobin, auch in größter Konzentration im Blute vorliegt, so wird bereits auch eine mäßige Zunahme des Cl' die $[H^·]$ des Blutes nach der sauren Seite verschieben, ist doch im Blute

$$[H^·] = k \cdot \frac{CO_2}{BH\,CO_3}.$$

Natürlich erhebt sich gleich die Frage, auf welchem Wege es bei dieser Acidoseform zu der Cl′-Vermehrung im Blute kommt. Wir sind vorläufig nicht in der Lage, diese Frage zu beantworten. Bekannt ist, daß bei der Acidose, die durch Ammonium- oder Calciumchlorid herbeigeführt wird, im Blutserum das Cl′ vermehrt ist. Bemerkenswert ist aber, daß bei Verabreichung von Ammoniumsulfat oder Magnesiumsulfat die Acidose, die hierbei entsteht, nicht, wie logischerweise zu erwarten wäre, mit einer Vermehrung des SO''_4 im Blute einhergeht, sondern es kommt genau so wie bei der Calciumchloridacidose zu einem Anstieg des Cl′ im Blute (Gamble, Blackfan und Hamilton). Dieselben Autoren haben ferner bei einem Kinde, das an einer chronischen Nephritis litt und Ödeme hatte, das Bicarbonat im Blute erniedrigt und das Cl′ vermehrt gefunden. Es ist an die Möglichkeit zu denken, daß vielleicht Donnangleichgewichte hier vorliegen.

Schließlich sei noch erwähnt, daß wir bei der experimentellen Exsiccose die Gesamtbasenausscheidung, ebenfalls nach der Methode von Fiske bestimmt, im Harn herabgesetzt fanden. Solange Stuhlanalysen nicht vorliegen, ist hierüber nichts Sicheres zu sagen. Wir glauben nicht, daß die verminderte Ausscheidung durch die Retention der Kationen herbeigeführt ist. Die Stoffwechselbefunde von L. F. Meyer und Jundell bei an Durchfällen leidenden Kindern lassen uns vielmehr daran denken, daß die Kationen durch den Darm vermehrt ausgeschieden werden. So fand Jundell, daß, während der gesunde Säugling $40-45^0/_0$ der Gesamtasche durch den Darm ausscheidet, und $55-60^0/_0$ im Urin ausführt, bei der Toxikose $78-90^0/_0$ der Gesamtasche im Stuhl ausgeschieden wird.

Die Frage, welche Säure bzw. Säuren bei der Exsiccose die Acidose veranlassen, kann auch durch unsere Untersuchungen nicht beantwortet werden. Keinesfalls braucht die vermehrte Ausscheidung organischer Säuren im Urin dafür zu sprechen, daß die Acidose durch organische Säuren bedingt ist. Denn auch bei der Calciumchloridacidose ist die Ausscheidung von organischen Säuren im Urin vermehrt (Hottinger). Ebensowenig darf behauptet werden, daß die Chlorvermehrung im Blute bei der Exsiccose die Acidose auslöst. Zum mindesten dürfen wir dies so lange nicht behaupten, bis wir die Ursache der Chlorvermehrung nicht exakt beantworten können.

Schließlich sei noch folgendes erwähnt: Haldane, Oehme, Gamble, Blackfan und Hamilton zeigten, daß die Acidose den Wasserbestand des Körpers herabsetzt. Es liegt also hier ein Circulus vitiosus vor in dem Sinne, daß Exsiccose zu Acidose führt und durch die Acidose die Exsiccose wiederum verschärft wird.

Die oxydativen Vorgänge bei der experimentellen Exsiccose.

Für die Entstehung der Acidose, die bei an Toxikose erkrankten Kindern zu beobachten ist, wurden verschiedene Möglichkeiten in Betracht gezogen. Man dachte unter anderen an eine Hemmung der oxydativen Vorgänge im Körper; in erster Linie aus dem Grunde, weil gewisse experimentelle Beobachtungen in diesem Sinne sprachen.

So fand v. Pfaundler, daß Salicylaldeyd (in vitro) nicht in Salicylsäure übergeführt wird, und die per os verabreichten Aminosäuren werden nach den

Untersuchungen von Meyer und Rietschel nicht oxydiert. Auch die vermehrte Ausscheidung von Neutralschwefel bei der Toxikose dürfte in diesem Sinne ausgelegt werden (Tobler). Für die Entstehung der Acidose könnte natürlich die Störung der Gewebsoxydation bedeutsam sein; denn es ist klar, daß bei gestörten oxydativen Vorgängen saure Stoffwechselprodukte in den Zellen sich anhäufen und hierdurch eine Gewebsacidose veranlassen. — Die Vermutung, daß bei der Exsiccationsacidose die vermehrte Säurebildung im Gewebe erfolgt, und daß sie im wesentlichen eine anoxämische Acidose sein dürfte — wir werden auf diese noch zu sprechen kommen — veranlaßte uns dazu, die oxydativen Vorgänge bei der experimentellen Exsiccose zu untersuchen. Wir prüften zunächst im Tierversuch wie bei der experimentellen Exsiccose die Autoxydation der Sulfhydrilgruppe (SH-) sich verhält.

Bevor wir unsere Beobachtungen mitteilen, möchten wir kurz den Begriff der Autoxydation erörtern[1].

Die Sulfhydrilgruppe funktioniert bei den biologischen Oxydationen, wie dies bereits Heffter erkannte, sowohl als Wasserstoff- wie auch als Sauerstoffacceptor.

$$-SH + O \rightarrow S-$$
$$-SH \quad\quad \leftarrow S- + H_2$$

Die Sauerstoffübertragung auf das Gewebe durch die SH-Gruppe wird durch folgende Formeln veranschaulicht:

$$I.\ 2R-SH + O = R-S$$
$$R-S + H_2O.$$

$$II.\ R-S$$
$$R-S + (Gewebe)\ M + HOH = 2R-SH + MO.$$

Die Eigenart der Sulfhydrilgruppe besteht also darin, daß sie abwechselnd zu oxydieren und zu reduzieren vermag. Sie wirkt also als Wasserstoffdonator wie auch als Wasserstoffacceptor und zwar ohne Mitwirkung von Fermenten. Das ist der Sinn der Autoxydation und -Reduktion, wie sie durch den schwefelhaltigen Komplex (SH-, -S-S-) im Organismus vermittelt wird.

Die SH-Gruppe ist im tierischen Gewebe weit verbreitet. Der Träger der Sulfhydrilgruppe ist das Cystein und die reversible Reaktion spielt sich zwischen dem Cystin und Cysteinmolekül ab.

Hopkins fand, daß das Cystein im Gewebe in Form eines Dipeptids vorhanden ist. Die Analyse ergab, daß es sich hierbei um ein Glutaminsäurecysteindipeptid handelt.

$$CH_2 \cdot SH$$
$$CH \cdot NH - CO$$
$$COOH \quad CH_2$$
$$CH\ (NH)_2$$
$$COOH$$

Hopkins gab der Substanz den Namen: Glutathion.

---

[1] Zusammenfassende Darstellung bei Lipschitz und auch bei Hopkins.

Der Nachweis wie auch die quantitative Bestimmung dieser Substanz im Gewebe beruht darauf, daß die HS-Gruppe mit Ammoniak und Nitroprussidnatrium eine Rotfärbung gibt, während das Oxydationsprodukt, das Cystin, dies nicht tut.

Wir fanden mit Fukuyama bei der experimentellen Exsiccose, — die Versuche wurden an jungen Mäusen ausgeführt —, die Menge der Sulfhydrilgruppe in der Leber erheblich herabgesetzt. Da wir keine Gründe zu der Annahme hatten, daß bei der experimentellen Exsiccose das Glutathion aus der Leber verschwindet, so nahmen wir an, daß bei der Exsiccose mit der größten Wahrscheinlichkeit die Rückreduktion von -S-S- zu SH- gestört ist.

Tabelle nach Schiff-Fukuyama.

Dauer der eingeschränkten Wasserzufuhr		Abgewogene Lebermenge g	1 g Leber verbraucht — ccm $^n/_{100}$ Jod
1 Tag:	Kontrolle	0,323	1,3
	Dursttier	0,413	1,3
2 Tage:	Kontrolle	0,26	0,97
	Dursttier	0,282	0,56
	Kontrolle	0,393	1,44
	Dursttier	0,288	0,69
	Kontrolle	0,320	1,31
	Dursttier	0,58	0,604
	Kontrolle	0,73	1,45
	Dursttier	0,528	0,9
3 Tage:	Kontrolle	1,288	0,76
	Dursttier	0,938	0,20
4 Tage:	Kontrolle	1,568	1,08
	Dursttier	1,248	0,36

Unsere Versuche sprechen also für eine Störung der autoxydativen Vorgänge bei der akuten Wasserverarmung des Körpers.

Die Frage der Oxydationsstörung bei der experimentellen Exsiccose hat dann Fukuyama weiter verfolgt. Er bestimmte bei jungen, etwa 6—7 Wochen alten Hunden, im Normalzustand und im Stadium der experimentellen Exsiccose den sogenannten Vakatsauerstoff im Urin nach den Angaben von H. Müller. Unter Vakatsauerstoff ist die Menge O_2 zu verstehen, die eine Substanz bzw. eine Lösung, in unserem Falle die im Urin ausgeschiedenen organischen Substanzen, bei völliger Oxydation zu den Endprodukten der tierischen Verbrennungen noch aufnimmt. Diese Versuche ergaben, daß bei der experimentellen Exsiccose der Vakatsauerstoff im Urin deutlich zunimmt. Das bedeutet, daß im Harn Stoffe vermehrt zur Ausscheidung gelangen, die der völligen Oxydation entgangen sind. Auch die Zunahme des Vakatsauerstoffes spricht also dafür, daß bei der experimentellen Exsiccose die oxydativen Vorgänge im Körper gestört sind. Es sei nur kurz erwähnt, daß wir mit Bayer in den wenigen bisher untersuchten Fällen auch eine Zunahme des dysoxydablen Kohlenstoffes bei der experimentellen Exsiccose beobachteten.

Tabelle nach Fukuyama.

Hund I. 6 Wochen alt.

Diät in der Vorperiode: Trockenmilchpulver . . . 20 g
Hafermehl . . . . 8 g
Zucker . . . . 4 g
Salz . . . . —
Wasser — Ringer-Lösung 280 g

In der Durstperiode: Idem nur Flüssigkeitsmenge auf 40 herabgesetzt.

	Datum	H_2O Zufuhr ccm	Harn-menge in ccm	Tempe-ratur C°	Körper-gewicht g	Gesamt-N im Urin in g	Vakat O_2 in g	$\dfrac{O}{N}$	Eiweißgehalt des Blutserums in g-%
Vor-periode	14. 7.	280	130	38,5	1250	0,201	1,245	6,34	5,62
	15. 7.	280	140	38,6	1250	0,155	1,349	8,98	—
	16. 7.	280	140	38,5	1250	0,147	0,918	6,28	—
Mittelwert	—	—	—	—	—	0,168 ·	1,180	7,11	—
Durst-periode	17. 7.	40	100	38,3	1200	0	0	0	—
	18. 7.	40	26	39,1	1100	0,63	2,033	3,19	—
	19. 7.	40	20	39,0	1100	0,385	1,198	3,11	7,65
	20. 7.	40	15	38,9	1100	0,42	1,879	4,47	—
	21. 7.	40	28	38,7	1100	0,875	1,962	2,24	—
	22. 7.	40	20	38,9	1100	0,525	1,749	3,33	7,85
	23. 7.	40	22	38,9	1100	0,54	1,863	3,71	—
	24. 7.	40	22	39,0	1100	0,63	1,804	2,86	7,29
Mittelwert	—	—	—	—	—	0,568	1,786	3,28	—

Die Leberfunktion bei der experimentellen Exsiccose.

Unsere Beobachtungen mit Kochmann über Aminbildung und Amin-vergiftung haben uns zu der Ansicht geführt, daß die Annahme der Bildung giftig wirkender Stoffe im Darmkanal vom Charakter der Amine wie auch die einer vermehrten Durchlässigkeit des Darmes bei weitem nicht ausreichen, um das Symptomenbild der Toxikose zu erklären. Unsere Versuche über den Abbau der Milchproteine durch Colibacillen machten es nämlich wahrscheinlich, daß giftig wirkende Eiweißabbauprodukte durch Bakterientätigkeit auch unter normalen Verhältnissen im Darm gebildet und zum Teil mit der größten Wahrscheinlichkeit auch resorbiert werden, ohne daß man im klinischen Verhalten etwas Krankhaftes bemerken würde. Wir schlossen hieraus, daß der gesunde Organismus über Vorrichtungen verfügt, die es ihm innerhalb gewisser Grenzen ermöglichen, differente Stoffe, die vom Darm zur Resorption kommen, durch Abbau, Umbau usw. unschädlich zu machen. Erst, so nahmen wir an, wenn diese Regulationsvorrichtungen versagen, könnte es zu einer Schädigung des Gesundheitszustandes kommen. Da nun die Leber als Stoff-wechselorgan ohne Zweifel eine führende Rolle spielt, und die Leber bekanntlich bei der Toxikose in der Regel schwere anatomische Veränderungen aufweist, sahen wir uns veranlaßt, die Leberfunktion bei der experimentellen Exsiccose zu untersuchen.

Bei diesen Untersuchungen verwandten wir die von Falta, Högler und Knobloch eingeführte Gallenprobe. Diese Autoren fanden nämlich, daß bei

Verabreichung von 3 g Fel tauri dep. sicc. nur bei Leberkranken eine alimentäre Urobilinogenurie auftritt, während die gesunde Leber das ihr aus dem Darm zugeführte Urobilinogen festhält und nicht in den großen Kreislauf übertreten läßt.

Die Probe wurde von uns stets vergleichend bei ein und demselben Kinde ausgeführt, also sowohl bei ausreichender wie auch bei eingeschränkter Wasserzufuhr.

Wir konnten zunächst mit Eliasberg und Bayer feststellen, daß der gesunde Säugling nach peroraler Zufuhr von Galle, was die Urobilinogenurie anbetrifft, sich ebenso verhält wie der Erwachsene. Bei 3 g Trockengalle ist beim gesunden Säugling keine Urobilinogenurie zu beobachten. Wir fanden ferner, daß bei eingeschränkter Wasserzufuhr alle Kinder, die wir untersuchten, nach der alimentären Belastung Urobilinogen ausschieden, während dies bei normaler Wasserzufuhr nicht der Fall war. Auch mit der größten Zurückhaltung dürfen wir aus diesen Beobachtungen den Schluß ziehen, daß bei ungenügender Wasserzufuhr die Leber das Urobilinogen nicht in normaler Weise mehr zurückzuhalten vermag, kurzum, daß sie in ihrer Funktion gestört ist.

Bemerkenswert ist, daß diese Funktionsstörung bei eingeschränkter Wasserzufuhr stets auftritt, gleichgültig, ob dem Kinde im Versuch eine eiweißhaltige oder eiweißfreie Nahrung verabreicht wird. Klinisch zeigt sich die Funktionsstörung der Leber aber nur dann, wenn man eiweißhaltige Nahrung verabreicht. Bei eiweißfreier Nahrung ist die Urobilinogenurie das einzige nachweisbare Symptom der gestörten Lebertätigkeit.

Natürlich wurden auch gegen diese Methode der Leberfunktionsprüfung gewisse Einwände erhoben (Lepehne, Matthes, Retzlaff). Übersieht man aber die Reihe der zahlreichen anderen Methoden, die zur Prüfung der Leberfunktion dienen, so muß man leider zu der Ansicht kommen, daß es mit allen diesen Proben ziemlich schwach bestellt ist, und daß keine von ihnen durchweg zufriedenstellende Ergebnisse zu liefern vermag. Wir haben die Gallenprobe angewandt, weil sie einfach zu handhaben ist, und weil sie unseres Erachtens nicht weniger leistet als die anderen. Da wir, wie erwähnt, die Untersuchungen stets vergleichend ausführten, so glauben wir doch zu den Folgerungen, die wir aus unseren Untersuchungen gezogen haben, berechtigt zu sein.

Funktionsstörung der Nieren bei der experimentellen Exsiccose.

Wir sehen bei der experimentellen Exsiccose in der Regel einen pathologischen Urinbefund auftreten. Es kommt zu einer leichten Albuminurie und im Harnsediment zur Ausscheidung von hyalinen und granulierten Cylindern, Leukocyten; in manchen Fällen sind auch vereinzelt Erythrocyten im Sedimentbild zu beobachten. Nicht in jedem Falle zeigt aber das Urinsediment denselben Befund. In manchen Fällen überwiegt die Cylindrurie, während in anderen Cylinder nur spärlich gefunden werden und im Sediment die Leukocyten vorherrschen. Oft überwiegt im Beginne der Exsiccose die Cylindrurie, die nach einigen Tagen zurückgeht und von einer vermehrten Leukocytenausscheidung abgelöst wird. Was zeigt nun der Harnbefund bei der Toxikose? Wir zitieren am besten Czerny und Moser. Sie schreiben: „In manchen Fällen ist der

Sedimentbefund wie bei der Nephritis, in anderen besteht der größte Teil des Sediments aus Eiterkörperchen. Die divergenten Harnbefunde bedingen keine verschiedenen klinischen Bilder." Stellen wir die klinische Beobachtung unseren experimentellen Befunden an die Seite, so ergibt sich eine vollkommene Übereinstimmung. Da wir bei Einschränkung der Wasserzufuhr dasselbe Nierensyndrom zu sehen bekommen wie bei der Toxikose des Kindes, so spricht dies dafür, daß zwischen der Wasserverarmung des Körpers und dem Auftreten des pathologischen Harnbefundes innige Beziehungen bestehen müssen. Daß der pathologische Urinbefund in der Tat durch die akute Wasserverarmung herbeigeführt wird, dafür spricht sowohl das Experiment, wie auch die Beobachtung, daß es in manchen Fällen gelingt, durch vermehrte Wasserzufuhr das Nierensyndrom zum Schwinden zu bringen. Es sei allerdings gleich betont, daß wir öfter auch solchen Fällen begegneten, bei welchen trotz vermehrter Wasserzufuhr das Nierensyndrom eine Zeitlang noch weiter bestehen blieb. Auch dieses Verhalten entspricht aber durchaus der klinischen Beobachtung, denn nach Czerny-Moser können auch bei der Toxikose des Kindes die Nierensymptome die Magendarmerscheinungen oft lange überdauern.

Die weitere Analyse zeigte, daß das Nierensyndrom sowohl bei eiweißhaltiger wie auch bei eiweißfreier Nahrung auftritt, wenn nur die Wasserzufuhr entsprechend eingeschränkt wird. Das Ausschlaggebende ist also in diesem Falle die ungenügende Wasserzufuhr, und bei der Toxikose des Kindes wurde bereits von Czerny-Keller die Möglichkeit erwogen, daß der pathologische Urinbefund vielleicht mit der akuten Wasserverarmung des Körpers zusammenhängt.

Die Frage, auf welchem Wege es unter den erwähnten Bedingungen zum pathologischen Harnbefund kommt, kann vorläufig nicht mit Sicherheit beantwortet werden. Wir dachten mit Bayer an eine durch ungenügende Durchblutung bedingte Funktionsstörung der Nieren. Wir dachten daran, weil bei der Exsiccose die Zirkulation nachweisbar gestört ist und auch eine Abnahme der zirkulierenden Blutmenge festgestellt werden konnte (Marriott). Da nach Barkroft die Nieren von allen Organen den größten Sauerstoffbedarf haben, so war mit der Möglichkeit zu rechnen, daß die ungenügende Durchblutung zur mangelhaften Sauerstoffversorgung und diese wiederum zur Funktionsstörung der Nieren führt. Ferner wurde auch die Möglichkeit erwogen, daß das Nierensyndrom die Folge einer Nierenacidose ist. Von manchen Seiten wird nämlich behauptet, daß die Nierenzellen insbesondere der CO_2-Anhäufung gegenüber sehr empfindlich sind, und schließlich kommt es bei ungenügender Sauerstoffversorgung eben infolge der Anoxämie bzw. der Hypoxämie zu einer Gewebsacidose. Mit dieser Möglichkeit war um so mehr zu rechnen, weil ja, wie bereits ausgeführt, die akute Wasserverarmung des Körpers mit einer Acidose einhergeht. Die Untersuchungen von Feuchtwanger und Lederer aus der Heidelberger Kinderklinik, ferner die Beobachtung, daß nach Säurezufuhr ebenfalls oft Albuminurie und Cylindrurie zu beobachten ist, sprechen mit einer gewissen Wahrscheinlichkeit dafür, daß der Gewebsacidose oder richtiger gesagt der Nierenacidose für das Auftreten der genannten abnormen Harnbestandteile eine Bedeutung zukommt.

Die vermehrte Durchlässigkeit des Darmes bei der experimentellen Exsiccose.

Von verschiedenen Pädiatern wird auch heute noch der vermehrten Darmdurchlässigkeit in der Pathogenese der Toxikose eine bedeutsame Rolle zugeschrieben. Man glaubt, daß hierdurch noch nicht genügend abgebaute, giftig wirkende Stoffe oder Endotoxine vom Darm aus in die Zirkulation gelangen und auf diesem Wege die toxischen Symptome auslösen. Ohne auf die gesamte Literatur, die diesen Gegenstand behandelt, einzugehen, sei nur erwähnt, daß es vor allem Lust gewesen ist, der zeigen konnte, daß bei der Toxikose das verfütterte native Hühnereiweiß in das zirkulierende Blut übertritt. An der Richtigkeit dieser Beobachtung ist nicht zu zweifeln, und sie wurde auch verschiedentlich bestätigt. Fraglich ist nur, ob die abnorme Durchlässigkeit des Darmes für die Entstehung der Intoxikationserscheinungen verantwortlich gemacht werden kann.

Wir selbst haben die pathogenetische Bedeutung der vermehrten Darmdurchlässigkeit stets abgelehnt, versuchten aber trotzdem durch eigene Versuche uns ein Bild über diese Verhältnisse zu verschaffen. Wir haben bei der experimentellen Exsiccose, die Versuche wurden von Fukuyama durchgeführt, nach der Methode von O. M. Schloß nach Präcipitinen im Blutserum gefahndet; ferner wurde mit stark präcipitierendem Kaninchenserum der Nachweis von Kuhmilcheiweiß im Blutserum bei der experimentellen Exsiccose zu führen versucht. Diese Untersuchungen führten zu einem durchweg negativem Ergebnis. Schon früher haben Hoag und seine Mitarbeiter beim Eiweißfieber solche Untersuchungen ebenfalls mit negativem Resultat angestellt, und auch Goebel konnte bei Eiweißüberfütterung weder im Anaphylaxieversuch noch in der Präcipitinreaktion den Übertritt des mit der Nahrung verfütterten Proteins im Blute nachweisen.

Wenn wir somit bei eingeschränkter Wasserzufuhr und eiweißhaltiger Nahrung eine ganze Reihe von Exsiccationserscheinungen zu sehen bekommen, ohne daß das Nahrungseiweiß unverändert in die Zirkulation übergeht, so glauben wir zu der Schlußfolgerung berechtigt zu sein, daß für die Exsiccationserscheinungen die vermehrte Darmdurchlässigkeit wohl keine Bedeutung haben dürfte. Auch Rohmer und Levy lehnen sie ab. Nach wie vor stehen wir auf dem Standpunkt, daß für die Exsiccationserscheinungen nicht das Entscheidende ist, ob unverändertes Nahrungseiweiß in die Zirkulation gelangt, sondern das Schicksal der Proteine im intermediären Stoffwechsel.

Anatomische Befunde bei der experimentellen Exsiccose.

Die Leber. Wir fanden bei jungen Hunden, die wir bei eingeschränkter Wasserzufuhr mit Trockenmilch fütterten, bei der Sektion, eine typische Fettleber. Wir vermißten sie, wenn bei gleich starker Einschränkung der Wasserzufuhr die Tiere mit einer annähernd eiweißfreien Nahrung gefüttert wurden. Auch sahen wir keine Fettleber, wenn bei Fütterung mit Trockenmilch die Tiere ad libitum Wasser zu sich nehmen durften. So ist auch die Entstehung der Fettleber in diesem Versuch an zwei Bedingungen geknüpft. Wir meinen den Wassermangel und das

Nahrungseiweiß. Welche Rolle spielt nun das Nahrungseiweiß bei der Entstehung der Fettleber? Zwei Möglichkeiten sind hierbei in Erwägung zu ziehen. Zunächst, daß infolge des gestörten intermediären Eiweißstoffwechsels durch die Einwirkung gewisser Eiweißabbauprodukte der Glykogengehalt der Leber abnimmt und es auf diesem Wege zur Entwicklung der Fettleber kommt. Ferner ist zu erwägen, daß das Eiweiß vielleicht nur in dem Sinne von Bedeutung ist, als es die Exsiccose begünstigt bzw. verschärft.

Für die erstgenannte Möglichkeit sprechen Untersuchungen, die zwar mit einer anderen Fragestellung und auch unter anderen Versuchsbedingungen ausgeführt wurden, dennoch in enger Beziehung zu unseren Beobachtungen stehen. So fanden Asher und seine Mitarbeiter, daß nach reichlicher Peptonzufuhr im Tierversuch die Assimilationsfähigkeit für Traubenzucker sinkt (Pletnew). Tschannen fand eine Hemmung der Glykogenese bei Ratten, die mit Pepton und hydrolisiertem Casein gefüttert wurden. Es gelang ihm sogar auf diese Weise die Leber praktisch glykogenfrei zu machen. Dieselbe Beobachtung machte Richardson im Durchströmungsversuch an der isolierten Leber, wie auch Abelin und Corral. Letzterer konnte die gehemmte Glykogenbildung bei Peptonfütterung auch im Respirationsversuch nachweisen. Maignon und Jung, ferner Junkersdorf konnten schließlich durch Caseinüberfütterung bei Ratten eine typische Fettleber erzeugen. Zusammenfassend ergaben also diese Untersuchungen, daß Überfütterung mit Eiweiß oder Eiweißabbauprodukten die glykogenbildende und fixierende Funktion der Leber schädigt. Diese Beobachtungen, den unsrigen an die Seite stellend, sehen wir, daß eine solche schädigende Wirkung auch das in normaler Menge verfütterte Nahrungseiweiß ausübt, wenn nur der Wasserbedarf des Organismus nicht gedeckt wird. Unsere These also, daß der normale Ablauf des Eiweißstoffwechsels nur möglich ist, wenn der Organismus über entsprechende Mengen Wassers verfügt, wird durch diese Beobachtungen nur unterstrichen.

Unser Befund, daß bei der experimentellen Exsiccose der Glykogengehalt der Leber abnimmt, und eine Fettleber sich entwickelt, wurde wiederum von Kramár nachgeprüft. Kramár und Kovács bestätigten unsere Beobachtung. Nur glauben sie, im Gegensatz zu uns, daß es auch dann zur Entwicklung einer Fettleber kommt, wenn bei eingeschränkter Wasserzufuhr den Tieren eine eiweißfreie Nahrung verfüttert wird. Sie glauben somit, daß die Fettleber die direkte Folge des Wassermangels ist. Nach dieser Auffassung wäre also dem Eiweiß bei der Entstehung der Fettleber nur eine die Exsiccose begünstigende Wirkung zuzuschreiben. Wenn auch die Möglichkeit, daß das Eiweiß in dem eben genannten Sinne seine Wirkung entfaltet, nicht ohne weiteres abzulehnen ist, so möchten wir doch betonen, daß die Versuche von Kramár und Kovács diese Frage nicht entscheidend beantworten. Wir wollen nur kurz daran erinnern, was über die „reine Exsiccose" bereits gesagt wurde. Die klinische Erfahrung zeigt, daß die Fettleber unter verschiedenen pathologischen Bedingungen beobachtet werden kann. Daß Kramár und Kovács bei der von ihnen angewandten Diät, die zu einer schweren Erkrankung der Tiere führte, eine Fettleber sahen, wollen wir nicht bezweifeln. Den Schluß aber, den die Autoren aus ihren Versuchen ziehen, daß nämlich die Fettleber bei ihrer extremen Versuchsanordnung die Folge der „reinen Exsiccose" ist, rechtfertigt unseres Erachtens weder das Experiment noch die logische Deutung ihrer Befunde.

Der Darm. Kramár und Kovács fanden im Tierversuch bei der experimentellen Exsiccose hyperämische Flecken im Dünndarm, ferner in den mittleren und unteren Partien des Dickdarms. In der Dünndarmschleimhaut sahen sie in den hyperämischen Bezirken auch Blutungen. Histologisch fanden sich Blutüberfüllung der Capillaren, wie auch kleine diapedetische Blutungen. Bei Hunden, die eiweiß- und wasserfrei gefüttert wurden, wurden dieselben anatomischen Befunde in gleicher Häufigkeit erhoben. So glauben die Autoren, daß für die genannten pathologisch-anatomischen Veränderungen allein die Wasserverarmung des Körpers verantwortlich zu machen ist.

Die Milz. Nach unseren Beobachtungen zeigt die Milz bei der experimentellen Exsiccose des Hundes das typische Bild der Hungermilz. Sie wurde vermißt, wenn die Tiere bei stark eingeschränkter Wasserzufuhr mit einer eiweißfreien Nahrung gefüttert wurden.

Die Nieren. Ebenso wie Czerny fanden auch wir bei Kindern, die unter den Erscheinungen der akuten Wasserverarmung starben, eine mehr oder weniger starke Verfettung der Nierenepithelien, hauptsächlich in den gewundenen Harnkanälchen. Derselbe Befund wurde im Tierversuch von Kramár und Kovács erhoben, und zwar gleichgültig, ob die Tiere bei eingeschränkter Wasserzufuhr mit einer eiweißhaltigen oder eiweißfreien Nahrung gefüttert wurden. Wir möchten allerdings betonen, daß diese Nierenveränderungen mit dem bereits geschilderten Nierensyndrom bei der Exsiccose nichts zu tun haben. Wir sahen nämlich dieselben histologischen Veränderungen in den Nieren auch in solchen Fällen, bei welchen wir den Urin stets frei von pathologischen Beimengungen fanden.

Experimentelle Exsiccose und endogene Invasion des Dünndarms.

In der Pathogenese der akut alimentären Störungen wurde in den letzten Jahren der endogenen Invasion des Dünndarms durch Colibacillen eine bedeutsame Rolle zugeschrieben (Moro, Bessau, Scheer u. a.). Man fand die Colibacillen bei der Toxikose regelmäßig in den oberen Teilen des Dünndarmes, also an einem Orte, der nach den wiederholt bestätigten Angaben Moros praktisch keimfrei ist. Diese Beobachtung erfuhr insbesondere durch Bessau und seine Mitarbeiter eine klinische Würdigung. Moro wie auch Bessau schreiben der endogenen Invasion hauptsächlich die Rolle zu, daß bei Chymusstauung durch Bakterienwirkung Stoffe entstehen, die den Darm reizen und auf diesem Wege den Durchfall veranlassen. Andere Autoren wiederum, wie z. B. Adam wollen die endogene Invasion des Dünndarms durch Colibacillen für den ganzen Symptomenkomplex der Toxikose verantwortlich machen. Auch Plantenga glaubt, daß die Toxikose durch eine Coliinfektion ausgelöst wird, hauptsächlich aus dem Grunde, weil er nach intravenösr Zufuhr von Colibacillen bei jungen Kälbern eine der Toxikose des Kindes ähnliche Erkrankung auftreten sah.

Im Tierversuch konnte durch verschiedene schädliche Einflüsse auf experimentellem Wege die endogene Invasion des Dünndarms durch Colibacillen herbeigeführt werden. So fand Moro die endogene Invasion bei Überhitzung der Tiere, durch Schädigung der Darmschleimhaut, durch zuckerreiche Nahrung usw. Wir stellten uns die Frage, ob nicht auch bei der experimentellen Exsiccose eine endogene Invasion des Dünndarms durch Colibacillen erfolgt, und hofften, durch diese Untersuchungen einen gewissen Aufschluß über die Anteilnahme der endogenen Invasion am Zustandekommen des Exsiccationssyndroms zu erhalten.

Unsere mit Eliasberg und Bayer mittels der Duodenalsondierung durchgeführten Untersuchungen ergaben ein negatives Resultat. In keinem Falle gelang es uns bei der experimentellen Exsiccose im Duodenalinhalt Colibacillen nachzuweisen.

Fieber bei eingeschränkter Wasserzufuhr.

Bei der Schilderung des klinischen Bildes der experimentellen Exsiccose erwähnten wir bereits, daß wir ungefähr in der Hälfte unserer Fälle im Stadium der experimentellen Exsiccose eine gesteigerte Körpertemperatur beobachten konnten. Die Fiebertemperatur schwand, sobald dem Kinde Wasser in entsprechenden Mengen zugeführt wurde.

Temperatursteigerungen beim Säugling, die bei Wassermangel entstehen und bei vermehrter Wasserzufuhr wieder verschwinden, sind schon längst bekannt. Sie wurden zuerst von Erich Müller richtig erkannt und als Durstfieber gedeutet[1]. Diese Beobachtung wurde von verschiedenen Seiten bestätigt, so daß an der Existenz des Durstfiebers nicht gezweifelt werden kann.

Bemerkenswert ist, daß unter denselben experimentellen Bedingungen das eine Kind mit Temperatursteigerung reagiert, während bei anderen solche nicht beobachtet werden. Also auch hier begegnen wir individuellen Verschiedenheiten in der Reaktionsweise.

Die Frage, auf welchem Wege der Wassermangel zur Temperatursteigerung führt, wurde in verschiedener Weise beantwortet. Erich Müller dachte, daß die zunehmende Säftekonzentration hierbei das Ausschlaggebende ist. Unsere Beobachtungen bestätigen Erich Müller insofern, als wir im Versuch nur dann eine Temperatursteigerung sahen, wenn die ungenügende Wasserzufuhr eine Anhydrämie, also eine Bluteindickung zur Folge hatte. P. Corcan und Klein bestätigten diese Beobachtung, wiesen aber darauf hin, daß zwischen dem Grade der Bluteindickung und der Höhe der Temperatursteigerung kein Parallelismus besteht. Nimmt die Blutkonzentration bei eingeschränkter Wasserzufuhr nicht zu, so bleibt die Temperatursteigerung aus. So wird unsere Beobachtung, daß trotz starker Einschränkung der Wasserzufuhr die Temperatursteigerung ausbleibt, wenn eiweißfreie Nahrung verabreicht wird, selbstverständlich. Eiweißfreie Nahrung führt eben auch bei starker Einschränkung der Wasserzufuhr nicht zur Anhydrämie. Folgende Tabelle soll einige Beispiele dafür geben:

Körpertemperatur

a) bei eingeschränkter Wasserzufuhr und eiweißhaltiger Nahrung. (Schiff, Eliasberg und Bayer.

	A. Sch. 4 Mon.		W. Sch. 9 Mon.		J. B. 5 Mon.		A. L. 4 Mon.		C. K. 4 Mon.		Au. H. 2½ Mo.		H. R. 5 Mon.		A. G. 8 Mon.		J. F. 9 Mon.		K. L. 12 Mon.		H. H. 9 Mon.	
	P_1	P_2	P_1	P_2	P_1	P_2	P_1	P_2	P_1	P_2	P_1	P_2	P_1	P_2	P_1	P_2	P_1	P_2	P_1	P_2	P_1	P_2
Refraktion in Eiweiß%	6,3	6,34	6,98	8,1	5,0	6,0	6,3	5,9	6,5	6,7	5,5	6,1	6,5	6,7	6,6	6.7	5,9	7,34	6,5	8,06	6,5	7,8
Temperatursteigerung	0	0	0	+	0	+	0	0	0	0	0	+	0	0	0	0	0	+	0	+	0	+

[1] Beim Neugeborenen zuerst von Crandell beschrieben. Arch. of Pediatr. **16**, 174 (1899).

b) Bei eingeschränkter Wasserzufuhr und eiweißfreier Nahrung.

	H. B. 5 Monate		A. L. 4 Monate		H. G. 9 Monate	
	P_1	P_2	P_1	P_2	P_1	P_2
Refraktion in Eiweiß % .	5,36	5,36	6,1	5,68	5,36	5,36
Temperatursteigerung . .		0		0		0

Wir wollen nicht das ganze Problem des sogenannten alimentären Fiebers aufrollen. Nur die Frage, welche Rolle beim Zustandekommen dieser Temperatursteigerungen der Wassermangel und das Nahrungseiweiß spielen, soll hier berücksichtigt werden.

Schon Freise erkannte vor mehreren Jahren, daß nicht der absolute Wassermangel selbst für das Auftreten des sogenannten Durstfiebers das Entscheidende ist. Das Wesentliche ist nach Freise das Mißverhältnis zwischen dem Trockensubstanzgehalt und dem Wassergehalt der zugeführten Nahrung. Nie sahen wir Temperatursteigerung bei eingeschränkter Wasserzufuhr und Hunger; ebensowenig bei eingeschränkter Wasserzufuhr und eiweißfreier Nahrung. Wurde hingegen bei gleichstarker Einschränkung der Wasserzufuhr denselben Kindern eine eiweißhaltige Nahrung (Milch) verabreicht, so stieg die Körpertemperatur an. Mit Recht schreibt also Finkelstein, daß die ungünstige Korrelation zwischen festen und flüssigen Nahrungsbestandteilen nur dann pyrogen wirkt, wenn die zugeführte Nahrung eiweißreich ist. Allerdings ist unter eiweißreich nicht Eiweißüberfütterung zu verstehen. Nicht die absoluten Eiweißmengen sind nämlich entscheidend sondern nur das Verhältnis zwischen Eiweiß und Wassergehalt der zugeführten Nahrung. Bei starker Einschränkung der Wasserzufuhr wirken schon geringe Eiweißmengen temperatursteigernd, während bei Verabreichung normaler Wassermengen die pyrogene Wirkung nur dann zutage tritt, wenn mit der Nahrung reichlich Eiweiß verfüttert wird.

Die Beobachtung, daß bei Verabreichung von konzentrierten, eiweißreichen Nahrungsgemischen Temperatursteigerungen auftreten können, ist an und für sich nicht neu. Solche sind bereits von Finkelstein, Feer, Benjamin, Glanzmann beschrieben worden. Hingegen ist es, soweit ich die Literatur übersehe, das Verdienst Moros, zum ersten Male auf das Nahrungseiweiß als pyrogenen Faktor beim alimentären Fieber hingewiesen zu haben.

Rupprecht fand, daß das Auftreten des relativen Durstfiebers an folgende Bedingungen geknüpft ist: An die Anwesenheit von Eiweiß, an die Gegenwart von Molke und schließlich an die des Wassermangels in der Nahrung. Über die Molkenwirkung fehlen uns eigene Erfahrungen — eingehende Untersuchungen liegen von Finkelstein und Moro vor — im übrigen aber decken sich unsere Beobachtungen vollkommen mit denen von Rupprecht.

Wie kommen nun diese Temperatursteigerungen zustande? Die Hypothesen, denn es handelt sich lediglich nur um solche, bewegen sich in 3 Richtungen.

Man glaubt, daß bei Wassermangel pyrogen wirkende Abbauprodukte aus dem Eiweiß entstehen. Andere vermuten, daß bei Wassermangel die physikalische Wärmeregulation eingeschränkt ist. Die Wärmeabgabe kann also nicht in normalem Umfange vor sich gehen. Auf diesem Wege kommt es dann zur Wärmestauung, die sich durch die gesteigerte Körpertemperatur verrät. Letztere Hypothese wurde von Heim und John aufgestellt. Nach diesen Autoren kommt die Temperatursteigerung also nicht durch die vermehrte Wärmebildung sondern durch die herabgesetzte Wärmeabgabe zustande. Das sogenannte Durstfieber ist nach dieser Ansicht also kein Fieber im wahren Sinne des Wortes sondern nur eine Hyperthermie.

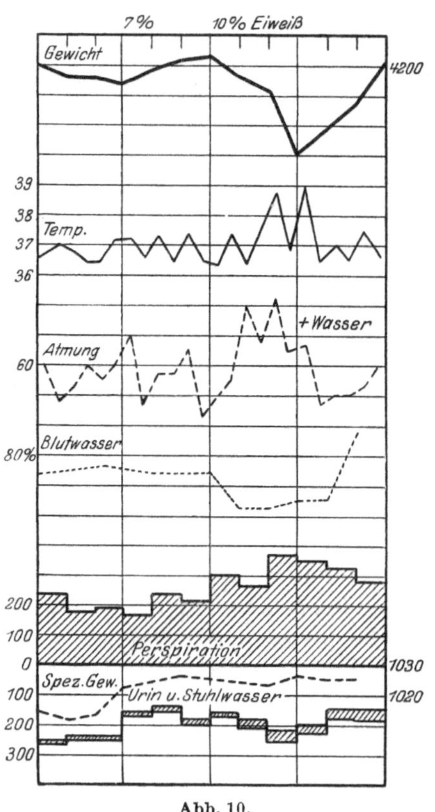

Abb. 10.
Eiweißfieber nach H. Finkelstein.

In den letzten Jahren erfuhr diese Hypothese durch Rietschel eine Erweiterung. Rietschel glaubt, daß beim Durstfieber, wie Heim und John dies annehmen, die Wärmeabgabe gestört ist. Im weiteren vertritt er aber die Ansicht, daß außerdem auch die Wärmebildung gesteigert ist; und die vermehrte Wärmebildung führt Rietschel auf die spezifisch-dynamische Wirkung der Eiweißkörper zurück. Er stützt sich hierbei auf die Arbeiten Rubners. Rubner fand nämlich, daß die wärmevermehrende Fähigkeit der Proteine sechsmal höher ist als die der Fette und Kohlenhydrate. Ferner fand Rubner, daß beim künstlich poikilothermen Tier nach Eiweißfütterung die Körpertemperatur eben infolge der spezifisch-dynamischen Wirkung der Proteine ansteigt. Das Durstfieber kommt also nach Rietschel in der Weise zustande, daß bei eiweißhaltiger Nahrung vermehrt Wärme gebildet wird und dieser Wärmeüberschuß infolge des Wassermangels nicht fortgeschafft werden kann. Aus diesem Grunde spricht Rietschel nicht vom Durstfieber sondern von dynamischem Eiweißfieber.

Schon auf der Leipziger Tagung der Kinderärzte, als Rietschel zum ersten Male dieses Thema behandelte, wurden gegen seine Ausführungen von verschiedenen Seiten Einwände erhoben (Finkelstein, L. F. Meyer, Kleinschmidt). Bemerkenswert ist zunächst die Beobachtung Finkelsteins, daß bei wiederholter Verabreichung großer Eiweißmengen die Fieberbereitschaft manchmal schwindet. Nicht recht zu erklären ist ferner die Tatsache, daß das Eiweißfieber durch orale Wasserzufuhr am leichtesten zu beseitigen ist und nicht durch rectale oder intraperitoneale Flüssigkeitszufuhr (Kleinschmidt, Backwin). Gegen die Bedeutung der spezifisch-dynamischen Wirkung beim Zustandekommen der gesteigerten Körpertemperatur spricht ferner, daß Fiebertemperatur, wie bereits erwähnt, auch bei relativ niedriger

Eiweißzufuhr zu beobachten ist, wenn nur dem Kinde entsprechend wenig Wasser verabreicht wird.

A priori wäre bei Wärmestauung durch Wassermangel eine Herabsetzung der Perspiratio insensibilis zu erwarten. Talbot fand aber bei Eiweißdurstfieber die Perspiration nicht nur nicht herabgesetzt sondern im Gegenteil gesteigert. Auch sah Finkelstein bei vermehrter Eiweißzufuhr keine Zunahme der Perspiration, wenn die Temperatur normale Werte aufwies. Kam es aber zur Temperatursteigerung, so nahm die Perspiration zu. Es ist also Finkelstein durchaus zuzustimmen, wenn er den Satz aufstellt, daß nicht die Temperatur von der Perspiration abhängig ist, sondern vielmehr gerade das Gegenteil der Fall ist. Schließlich sind auch die Untersuchungen von Hoag und seinen Mitarbeitern zu erwähnen, die fanden, daß die Wärmemenge, die nach reichlicher Eiweißzufuhr infolge der spezifisch-dynamischen Wirkung gebildet wird, nicht ausreicht, um Fiebertemperaturen herbeizuführen. Trotz der Bemühungen Rietschels und seiner Mitarbeiter sind diese Widersprüche noch nicht beseitigt. Die Annahme also, daß die spezifisch-dynamische Wirkung der Eiweißkörper mit eine der Ursachen des Durstfiebers ist, darf vorläufig ebenfalls nur als eine Hypothese angesehen werden.

Wir vertraten seiner Zeit, als wir uns mit diesen Temperatursteigerungen beschäftigten, ebenso wie Finkelstein, Kleinschmidt, L. F. Meyer u. a. die Ansicht, daß die Fiebertemperaturen, die bei eingeschränkter Wasserzufuhr und eiweißhaltiger Nahrung zu beobachten sind, durch gewisse pyrogenwirkende Eiweißabbauprodukte hervorgerufen werden. An eine solche Möglichkeit ist um so mehr zu denken, weil ja bekanntlich durch chemische Substanzen erhebliche Temperatursteigerungen ausgelöst werden können. Ganz besonders ist aber in diesem Zusammenhang an jene Temperatursteigerungen zu denken, die wir bei anaphylaktischen und anaphylaktoiden Reaktionen zu sehen bekommen. Wir möchten nur an die Serumkrankheit erinnern, bei welcher oft das Fieber das einzige Symptom der Erkrankung ist. Auch bei der Serumkrankheit ist sicherlich nicht das eingespritzte Eiweiß als solches der pyrogene Faktor. Die Tatsache, daß die Temperatursteigerung erst nach einer bestimmten Zeit der Seruminjektion folgt, spricht vielmehr dafür, daß die pyrogene Wirkung gewissen Abbauprodukten des Proteins zuzuschreiben ist. Wir betonen dies nur aus dem Grunde, weil, wenn der Nachweis nicht abgebauter Proteine in der Blutflüssigkeit beim Durstfieber nicht gelingt (Goebel), dies unseres Erachtens noch kein Beweis dafür ist, daß das Durstfieber nur durch eine Störung der physikalischen Wärmeregulation und nicht durch gewisse Stoffe, die im intermediären Eiweißstoffwechsel entstehen, herbeigeführt wird.

Wir haben bisher die Einwände erörtert, die der rein physikalischen Erklärung gegenüber gemacht wurden. Nun darf aber nicht verschwiegen werden, daß auch gegen die Annahme, daß das Durstfieber durch gewisse Eiweißabbauprodukte hervorgerufen wird, sich manche Einwände erheben lassen. So ist nicht ohne weiteres zu erklären, wieso es möglich ist, daß es durch entsprechende Wasserzufuhr prompt beseitigt werden kann. Die Vorstellung, daß bei vermehrter Wasserzufuhr der pyrogene Faktor plötzlich nicht mehr gebildet bzw. so weit verdünnt wird, daß der pyrogene Reiz sich nicht mehr auswirken kann, dürfte den Tatsachen wohl kaum entsprechen.

Sicher ist bis jetzt nur das eine, daß die Vorbedingung des Durstfiebers die Exsiccose ist. Sicher ist ferner, daß wenn mit der Nahrung eine bestimmte Menge Eiweiß verabreicht wird, die Exsiccose bereits bei solchen Wassermengen auftritt, die bei eiweißfreier Nahrung noch keine Wasserverarmung des Körpers veranlassen würde. Schließlich ist sicher, daß die experimentelle Exsiccose durch entsprechende Wasserzufuhr prompt beseitigt werden kann. Da wir Eiweißfieber nur bei Anhydrämie beobachteten und mit der Beseitigung der Anhydrämie die Temperatursteigerung prompt schwinden sahen, so glauben wir, daß zur Erklärung des Durstfiebers wohl die Annahme die wahrscheinlichste sein dürfte, daß der pyrogene Reiz in der Exsiccose bzw. in der Anhydrämie selbst zu suchen ist. Wir denken natürlich an einen durch die Wasserverarmung bedingten zentralen Reiz. Ist die Exsiccose beseitigt, so fällt die Reizwirkung fort, und die Temperatur sinkt.

Beim Eiweißfieber würde also das Nahrungseiweiß nur eine die Exsiccose begünstigende Wirkung ausüben. Das Wesentliche beim Eiweißfieber ist also unseres Erachtens nicht die Wärmestauung, nicht die vermehrte Wärmebildung in Folge der spezifisch-dynamischen Wirkung der Eiweißkörper, auch ist die Reizwirkung gewisser Eiweißabbauprodukte unwahrscheinlich, sondern wesentlich die Exsiccose. Ob hierbei die Gewebsexsiccose oder die Blutexsiccose den pyrogenen Faktor darstellt, ist allerdings nicht zu beantworten. Für unsere Annahme spricht jedenfalls, daß alle Stoffe, die eine Anhydrämie veranlassen, wie z. B. manche Diuretica, hypertonische Salzlösungen, Aloin usw. Temperatursteigerung veranlassen können. Schließlich sei noch kurz erwähnt, daß auch daran gedacht wurde, daß das Durstfieber auf bakteriellem Wege entsteht. Diese Annahme widerspricht aber allen Beobachtungen und ist unhaltbar.

Experimentelle Exsiccose und Resistenz Infekten gegenüber.

Die klinische Beobachtung zeigt, daß bei ernährungsgestörten Kindern manchmal akute Verschlimmerungen auftreten, die zuweilen letal verlaufen können, ohne daß die klinische Untersuchung hierfür irgendeine Ursache ausfindig machen könnte. Wird die Sektion vorgenommen, so ergibt auch diese oft einen gänzlich negativen Befund. Eine Schädigung durch die Art der Ernährung kommt nicht in Frage. Wenn man nämlich sieht, daß die akute Verschlimmerung im Krankheitsprozesse bei derselben Nahrung einsetzt, bei welcher bereits deutliche Anzeichen der Reparation zu beobachten waren, z. B. bei verdünnter Buttermilch, so ist es ganz unmöglich, für die ungünstige Wendung im Krankheitsverlauf die verabreichte Nahrung verantwortlich zu machen. Am nächstliegenden ist es, in solchen Fällen an einen Infekt zu denken. Aber auch hierfür ist es viel zu oft unmöglich durch die klinische Untersuchung Anhaltspunkte zu gewinnen. Stirbt das Kind, so enttäuscht, wie bereits erwähnt, oft auch der Sektionsbefund. In diesen Fällen ist also die Mitwirkung eines Infektes weder zu beweisen noch zu widerlegen.

Diese Art von akuten Verschlimmerungen sieht man in der Regel entweder bei Kindern, die bereits Wasserverluste erlitten haben, oder bei solchen, bei welchen eine Labilität des Wasserhaushaltes besteht. Diese am Krankenbett gewonnenen Erfahrungen führen uns zu der Frage, unter welchen klinischen Erscheinungen ein Infekt bei akuter Wasserverarmung des Körpers verläuft.

Wir haben mit Bayer Versuche in der Weise ausgeführt, daß wir bei jungen Mäusen durch mangelhafte Wasserzufuhr und Trockenmilchnahrung eine Exsiccose herbeiführten und diese ebenso wie die Kontrolltiere, die dieselbe Nahrung bekamen nur mit dem Unterschied, daß sie Wasser ad libitum zu sich nehmen durften, intravenös mit derselben Menge von Streptokokken bzw. mit Staphylokken infizierten. Die Versuche wurden an 87 Mäusen ausgeführt. In verschiedenen Zeitintervallen nach der Infektion wurden dann die Tiere getötet und die Organe makroskopisch und mikroskopisch genau untersucht. Diese Untersuchungen führten zu einem überraschenden Ergebnis.

Wir fanden kurz zusammenfassend, daß die Dursttiere bereits 24 Stunden nach der Infektion einen schwerkranken Eindruck machten. Die Mäuse saßen unbeweglich in ihren Käfigen, das Fell wurde struppig, sie nahmen schlecht die Nahrung, und das Gewicht zeigte eine starke Abnahme. Demgegenüber war bei den Kontrolltieren in den ersten 5—6 Tagen nach der Injektion nichts Krankhaftes zu bemerken. Auch zeigte das Körpergewicht während dieser Zeit keine nennenswerten Schwankungen. Erst zwischen dem 7. und 9. Tag stellten sich bei den Kontrolltieren die ersten Krankheitserscheinungen ein. Ein gewaltiger Unterschied ergab sich ferner hinsichtlich der Mortalität der Versuchstiere.

Tabelle nach Schiff und Bayer.

	Am 1. Tag	Am 4. Tag
	nach der Injektion starben	
Dursttiere	37,5 %	100 %
Kontrolltiere . . .	—	19 %

Wir sehen also, daß die Infektion bei den Dursttieren auch viel schneller zum Tode führte als bei jenen, die dieselbe Nahrung erhielten, nur eben daß sie Wasser ad libitum trinken durften.

Bemerkenswert sind nun die anatomischen Befunde. Bei den Kontrolltieren fanden wir je nach dem, an welchem Tage sie den Infektionen folgend, getötet wurden, die verschiedensten Grade der Absceßbildung in den Nieren. Rundzelleninfiltrate konnten bereits nach 24 Stunden bei der mikroskopischen Untersuchung nachgewiesen werden. Trotz der Absceßbildung und der Bakteriämie, die wir durch die Untersuchungen des Herzblutes nachgewiesen haben, machten die Tiere tagelang keinen kranken Eindruck.

Ein ganz anderes Bild fanden wir bei den infizierten Dursttieren. Auch bei den Mäusen, die die Infektion 4—5 Tage lang überlebten, konnte weder eine Absceßbildung noch auch die geringste Spur einer zellulären Reaktion bei der mikroskopischen Untersuchung der Organe nachgewiesen werden, obwohl es auch bei diesen in jedem Falle gelang, aus dem Herzblut die injizierten Kokken zu züchten.

Diese Beobachtungen zeigen zunächst, wie verhängnisvoll bei akuter Wasserverarmung des Körpers ein Infekt verlaufen kann. Sie zeigen ferner, daß der negative anatomische und histologische Befund die Mitbeteiligung eines Infektes

am Krankheitsprozeß nicht ausschließt. **Bei der Exsiccose kann also
der Infekt ad exitum führen, ohne auch nur die geringste zelluläre Reaktion zu hinterlassen.**

Nicht nur im Versuch, sondern auch am Krankenbett kann man sich ge-
legentlich von der Bedeutung des Wasserhaushaltes für die zellulären Vorgänge
überzeugen. Wir möchten hierfür nur ein Beispiel anführen. Unlängst sahen
wir einen Säugling in septischem Zustand mit einer apfelgroßen brettharten
Lymphadenitis am Halse. Es kam zu einem akuten Gewichtssturz, wobei
sowohl die Lymphdrüsenschwellung wie auch das periglanduläre Infiltrat fast
vollkommen zurückging. Es gelang durch die Ernährungstherapie die akute
Wasserverarmung zu beheben, und parallel mit der Wasserretention trat die
Lymphadenitis dann immer mehr und mehr in Erscheinung, bis schließlich,
als die Wasserverarmung ausgeglichen war, wieder das ursprüngliche Bild sich
darbot. In diesem Falle trat also eine bereits erfolgte zelluläre Reaktion — die
Entzündung — durch die akute Wasserverarmung zurück und kam wieder
zum Vorschein, als es gelang, die Wasserverarmung zu beheben. Im selben Sinne
möchten wir auch das oft ominöse „nach innen schlagen" von Ekzemen und
Exanthemen bei akuten Wasserverlusten deuten.

Kurz zusammenfassend ergibt sich aus unseren Beobachtungen, daß bei
akuter Wasserverarmung des Körpers die zellulären Abwehrvorgänge eine
schwere Störung erleiden.

Wir haben auch Versuche mit der Fragestellung ausgeführt, wie sich die
Resistenz bei der experimentellen Exsiccose giftig wirkenden chemischen Körpern gegenüber verhält. Auch diese Versuche wurden an Mäusen ausgeführt in
der Weise, daß wir die Tiere im Stadium der akuten Wasserverarmung subcutan bzw. intraperitoneal mit Histamin, Tyramin und Cholin spritzten. Wohl
zeigte sich bei diesen Versuchen, daß die der Injektion folgenden Krankheitserscheinungen bei den Dursttieren schneller auftraten und länger anhielten als
bei den Kontrollen, erhebliche qualitative Unterschiede aber im Reaktions-
verlauf konnten wir nicht beobachten. Ebenso wie die Kontrolltiere erholten
sich auch die Durstmäuse wenn auch später, nach der Injektion der angeführten Amine.

Exsiccose und Toxikose.

Wie aus unseren Untersuchungen hervorgeht, gelingt es in der Tat, ein der
Toxikose des Kindes entsprechendes Krankheitsbild auf experimentellem
Wege herbeizuführen. Die Übereinstimmung besteht sowohl in der klinischen
Symptomatologie, wie auch in den anatomischen Befunden und in den Stoff-
wechselvorgängen.

Wesentlich für die Herbeiführung der experimentellen Toxikose ist die
akute Wasserverarmung des Körpers. Und nun wollen wir die Frage erörtern,
welche Rolle der Exsiccose bei der Toxikose des Kindes zuzuschreiben ist und
ferner, wie wir uns das Zustandekommen des toxischen Syndroms auf Grund
von unseren Untersuchungen vorstellen.

Czerny hat bereits im Tierversuch gezeigt, daß Wasserverluste, die eine
gewisse Grenze überschreiten, für den Organismus eine Lebensgefahr bedeuten.
Die Bedeutung der akuten Wasserverarmung für die Entstehung der Toxikose

wurde schon von Finkelstein gewürdigt und durch Heim und John in den Mittelpunkt der Pathogenese der Toxikose gerückt. Eingehend und kritisch erörtern Czerny-Keller bereits 1913 in ihrem Handbuch das Exsiccationsproblem. Erneut wurde dann die Bedeutung der Exsiccose für das Zustandekommen des toxischen Symptomenkomplexes durch Marriott und Bessau in den Vordergrund gerückt (1920/1921).

Daß die akute Wasserverarmung des Körpers in der Pathogenese der Toxikose eine wesentliche Rolle spielt, kann keinem Zweifel unterliegen. Hierfür sprechen unter anderen die klinischen Beobachtungen Göpperts, ferner die von Bessau, der ohne Magendarmerscheinungen allein infolge akuter Wasserverarmung beim Säugling das typische Bild der Toxikose auftreten sah. Kleinschmidt berichtet über einen 4 Monate alten ernährungsgestörten Säugling, der ein Körpergewicht von 4780 g hatte, und dem im Stadium der Reparation 450 ccm konzentrierte Eiweißmilch verabreicht wurde. Das Kind reagierte darauf mit Fieber und Erbrechen; Apathie und große Atmung stellten sich ein, es kam zum Durchfall und Gewichtssturz, und unter dem typischen Bilde der Toxikose starb das Kind. Marriott sah Toxikose bei einem 9 Monate alten Idioten infolge ungenügender Wasseraufnahme auftreten, die durch reichliche Wasserzufuhr beseitigt werden konnte. Neuerdings berichtet L. Schönthal bei einem Säugling, der mit einer stark konzentrierten wasserarmen Nahrung ernährt wurde, das klinische Bild der Toxikose gesehen zu haben. Diese Beispiele ließen sich noch vermehren.

Im Experiment treten die Symptome der Toxikose nur in leichter Form auf. Wir zweifeln nicht daran, daß bei stärkerer Einschränkung der Wasserzufuhr und bei Verabreichung größerer Eiweißmengen das typische Bild der Toxikose hervorgerufen werden könnte. Die soeben geschilderten Beobachtungen von Bessau, Marriott, Kleinschmidt, Schönthal sprechen jedenfalls auch in diesem Sinne.

Gleichgültig auf welchem Wege auch die Exsiccose ausgelöst wird, ob durch Ernährungseinflüsse, ob durch enterale oder parenterale Infekte, stets ist die akute Wasserverarmung des Körpers die wesentlichste Bedingung für die Entstehung der Toxikose. Allerdings muß gleich betont werden, daß die Schnelligkeit, mit der die Wasserverarmung erfolgt, hierbei von größter Bedeutung ist. Durch allmähliche Einschränkung der Wasserzufuhr bei Verabreichung einer eiweißhaltigen Nahrung sind die Symptome der Toxikose nicht oder wesentlich schwerer auszulösen, als bei plötzlicher Entziehung des Wassers. Die Bedeutung der Acuität der Wasserverarmung für das Auftreten der Toxikose beim Kind wird auch von Bessau-Rosenbaum hervorgehoben. Dies ist allerdings bereits 1894 von Czerny erkannt worden. Auf Grund seiner Tierversuche kam er damals schon zu der Schlußfolgerung, daß der Eintritt des Todes nicht vom absoluten Wasserverlust, sondern von der Geschwindigkeit, mit der dieser sich vollzieht, abhängig ist.

Gegen die Bedeutung der Exsiccose als pathogenetischen Faktor könnte man allerdings einwenden, und dieser Einwand ist auch in der Tat verschiedentlich gemacht worden, daß man einerseits Toxikose ohne die klinischen Zeichen der akuten Wasserverarmung beobachten kann und ferner, daß nicht eine jede akute Wasserverarmung, auch wenn sie recht hochgradig ist, zu Toxikose führen muß. Auf Grund eigener, allerdings relativ nur geringer Erfahrungen, weil man eben solche Fälle nicht oft zu sehen bekommt, glauben wir doch behaupten zu dürfen, daß die klinische Beobachtung allein nicht immer ausreicht, um über diese Verhältnisse ein sicheres Urteil zu bekommen. So können wir uns in den Fällen von Toxikose, bei welchen wir bei der Inspektion deutliche Zeichen der akuten Wasserverarmung vermissen, von der auffallenden Trockenheit der Schleimhaut in der Mundhöhle leicht überzeugen, ein sicheres Zeichen dafür, daß bereits eine erhebliche Störung des Wasserhaushaltes vorliegt. Auf der anderen Seite sehen wir manchmal akute Gewichtsabnahme, ohne daß die Symptome der Toxikose in Erscheinung treten würden. Prüfen wir in solchen Fällen die Blutkonzentration, so ergibt sich, daß trotz der Wasserverluste es nicht zur Anhydrämie kam. Wahrscheinlich hat der Organismus in diesen Fällen genügend disponibles Wasser, um längere Zeit hindurch gegen die Exsiccose sich zu wehren.

Diese Beobachtungen am Krankenbett entsprechen durchaus den experimentellen Befunden. Auf die individuelle Empfindlichkeit der Kinder Wassermangel gegenüber, haben wir ausdrücklich hingewiesen.

Das bereits Gesagte spricht dafür, daß die Exsiccose nicht nur eine koordinierte Erscheinung bei der Toxikose darstellt, sondern daß wir in ihr mit den wesentlichsten pathogenetischen Faktor zu erblicken haben.

Die Analyse der Exsiccationserscheinungen ergab, daß Anhydrämie bzw. Exsiccose nur hervorzurufen ist, wenn die Nahrung Eiweiß und dem Eiweißgehalt entsprechend wenig Wasser enthält. Nur unter dieser Bedingung sind, abgesehen vom Nierensyndrom und der Funktionsstörung der Leber, die klinischen Erscheinungen wie auch die Stoffwechselbefunde der Toxikose experimentell herbeizuführen. Dies veranlaßte uns dazu, die durch die akute Wasserverarmung des Körpers herbeigeführte Störung des intermediären Eiweißstoffwechsels in der Pathogenese der Toxikose in den Mittelpunkt zu stellen, und wir lokalisierten den Ort dieser Stoffwechselstörung in die Leber. Wir möchten gleich an dieser Stelle erwähnen, daß auch Finkelstein dem gestörten Eiweißstoffwechsel in der Pathogenese der Toxikose eine wesentliche Bedeutung zuschreibt.

Es fragt sich jetzt, welche Eiweißabbauprodukte hierbei in Betracht kommen könnten und ferner, wie man sich ihre Wirkung für das Zustandekommen der Toxikose vorzustellen hat.

Zuerst Mellanby, später Boyd glaubten die Toxikose auf eine Histaminvergiftung zurückführen zu dürfen, und auch Mautner vertrat eine ähnliche Ansicht, als er die Symptome der Toxikose mit jenen verglich, die beim anaphylaktoiden Shock zu beobachten sind. In ähnlichem Rahmen bewegt sich auch die Ansicht Moros, der in der Toxikose eine Aminvergiftung erblickt. Zu derselben Zeit, als Moro die Frage der Aminvergiftung bei der Toxikose erörterte, wurde der sogenannten endogenen Invasion des Dünndarms mit Colibacillen für das Zustandekommen der akut-alimentären Störungen beim Säugling eine wesentliche Bedeutung zugeschrieben. So kamen wir zur Untersuchung der Frage, ob und unter welchen Bedingungen die Colibacillen aus dem Nahrungseiweiß giftig wirkende Stoffe, wir meinen die Amine, zu bilden vermögen.

Wir fanden mit Kochmann und Caspari, daß Coli aus den Milchproteinen und besonders intensiv aus ihren tryptischen Abbauprodukten Amine bildet, und daß die Aminbildung sowohl von der chemischen Zusammensetzung wie auch von der Wasserstoffionenkonzentration des Nährbodens wesentlich beeinflußt wird. So wird z. B. bei Anwesenheit von gärfähigem Material im Nährboden (Zucker, Glycerin) zunächst dieses unter Bildung von flüchtigen Fettsäuren von den Colibacillen zerlegt, während alkalische Reaktion die Aminbildung begünstigt. Bemerkenswert ist ferner, daß während Coli aus den tryptischen Abbauprodukten der Milchproteine Amine bildet, die peptischen unter Bildung von flüchtigen Fettsäuren zerlegt werden. Wir schlossen aus diesen Untersuchungen, auf die wir an dieser Stelle nicht ausführlicher eingehen können, daß die Aminbildung im Säuglingsdarm auch unter normalen Bedingungen vor sich gehen muß, wenn im Darminhalt nur Eiweiß vorhanden ist und die Colibacillen die Darmflora beherrschen. Ferner ist anzunehmen, daß diese Amine auch beim Gesunden vom Darm aus zur Resorption gelangen, ohne allerdings eine Giftwirkung auf den Organismus auszuüben. Nicht einmal beim Milchnährschaden des Kindes ist von einer Aminvergiftung etwas zu sehen. Wir glauben nicht, daß der Ort der Aminbildung, also ob Dick- oder Dünndarm, hierbei von Bedeutung ist. Vielmehr vertreten wir die Ansicht, daß der gesunde Organismus über eine ganze Reihe von Regulationsmechanismen, verfügt, die eine Vergiftung vom Magendarmkanal durch nicht entsprechend abgebaute und giftig wirkende Stoffe verhüten.

Rominger und Meyer untersuchten dann von unseren Beobachtungen ausgehend die Aminausscheidung im Stuhl und Urin beim Säugling. Auch diese Autoren kamen zu dem von uns vertretenen Standpunkt, nämlich, daß „Amine im Darm gesunder und kranker Säuglinge gebildet werden, ohne daß das Auftreten der Amine mit Erkrankungen insbesondere mit bestimmten Ernährungsstörungen in Zusammenhang zu bringen ist". Vor kurzem berichtete Röthler aus der Heidelberger Kinderklinik, daß die Aminbildung bei der Dyspepsie erheblich gesteigert ist und fand, in vier von sechs Fällen, bei an Toxikose erkrankten Kindern auch eine Aminurie. Unseres Erachtens sprechen aber die Beobachtungen Röthlers ebenfalls nur dafür, daß die Aminbildungen im Darm noch keine Toxikose zur Folge haben muß, sonst wäre ja das Fehlen der Toxikose bei seinen an Dyspepsie leidenden Patienten, die eine vermehrte Aminbildung im Darm aufwiesen, nicht zu verstehen.

Innerhalb gewisser Grenzen natürlich ist also mit einer Vergiftung vom Darmkanal aus nur dann zu rechnen, wenn der Organismus die Entgiftung aus irgendeinem Grunde nicht mehr besorgen kann. Aus dieser Erwägung heraus prüften wir die Leberfunktion bei der experimentellen Exsiccose. Wir dachten an die Leber, weil sie bei der Toxikose oft schwere anatomische Veränderungen aufweist, ferner, weil sie als Stoffwechselorgan sicherlich eine zentrale Stelle einnimmt. Von verschiedenen Seiten wurde bereits eine gestörte Leberfunktion bei der Toxikose, eben auf Grund der anatomischen Veränderungen, die die Leber bei dieser Erkrankung aufweist, erwogen (Czerny, Thiemich, Finkelstein, Marfan). Wie bereits erwähnt, ist bei der experimentellen Exsiccose in der Tat die gestörte Leberfunktion nachzuweisen. In diesem Sinne dürfte auch die Fibrinogenvermehrung (Duzár, Kramár) und nach Brodin vielleicht auch die Reststickstoffvermehrung im Blute bewertet werden. So stellten wir in der Pathogenese der Toxikose die gestörte Leberfunktion erneut in den Vordergrund.

Es fragt sich nun, ob sich für eine solche Annahme, wir denken an die pathogenetische Bedeutung der gestörten Leberfunktion, aus der experimentellen Pathologie und der klinischen Beobachtung Analogien erbringen lassen. Wir möchten hierbei zunächst an die sogenannte Fleischintoxikation[1] erinnern. Wird Hunden mit einer Eckfistel Fleisch verfüttert, so entwickelt sich ein eigentümliches Krankheitsbild: Cerebrale Erscheinungen stellen sich ein, Katalepsie, Krämpfe und Brechreiz treten auf, und nach einigen Tagen erfolgt der Tod im Koma. Weder durch Fett, noch durch Kohlenhydratzufuhr ist das Krankheitsbild auszulösen. Der schädliche Stoff ist also das Fleisch. Wir sehen also, daß zwischen der Leberfunktion und dem intermediären Eiweißstoffwechsel innige Beziehungen bestehen, und daß bei Ausschaltung der Leber nach Eiweißfütterung Krankheitserscheinungen auftreten, die manche Ähnlichkeit mit den Symptomen der Toxikose des Kindes aufweisen.

Wir möchten ferner in diesem Zusammenhange über folgende Beobachtungen berichten: Bei einem 7 Monate alten, an Nierenabscessen und Anämie leidendem Kinde, führten wir die Bluttransfusion aus. Ungefähr eine Stunde nach der Transfusion entwickelte sich bei dem Kinde ein Symptomenkomplex, der eine auffallende Ähnlichkeit mit der Toxikose aufwies. Die Krankheitserscheinungen schwanden, als im Laufe einer weiteren Stunde der Transfusion folgend ein leichter Ikterus bei dem Kinde auftrat. Als einige Tage später die Transfusion wiederholt wurde, kam es wieder zu denselben klinischen Erscheinungen. Diese Beobachtung, sie wurde von Bayer veröffentlicht, spricht ebenfalls dafür, daß bei insuffizienter Lebertätigkeit, Krankheitserscheinungen auftreten können, die mit denen der Toxikose eine große Ähnlichkeit aufweisen.

Die meisten Forscher, die sich mit dem Toxikoseproblem beschäftigten, schreiben bei ihren Betrachtungen der gesteigerten Durchlässigkeit des Darmes eine wesentliche Bedeutung zu. Bessau glaubt, daß die Exsiccose, Moro, daß die endogene Colibesiedelung des Dünndarms, Kleinschmidt, daß der abnorm hohe Eiweißgehalt der Nahrung den Darm durchlässiger macht. Wenn wir aber ebensowenig wie Goebel und Hoag bei Eiweißfieber bzw. bei der experimentellen Exsiccose, weder durch die Präcipitinreaktion noch durch den Anaphylaxieversuch (Goebel) eine abnorme Durchlässigkeit des Darmes nachweisen konnten, so sprechen diese Befunde jedenfalls dafür, daß der vermehrten Durchlässigkeit des Darmes für die Symptome der Exsiccose keine Bedeutung zugeschrieben werden kann. Bei der Toxikose ist allerdings im Belastungsversuch die gesteigerte Darmdurchlässigkeit nachgewiesen worden. Trotzdem glauben wir, daß ihr auch für die Entstehung der Toxikose keine Bedeutung zukommt, denn einerseits kann die Toxikose bei vermehrter Darmdurchlässigkeit fehlen und andererseits können die typischen Exsiccationserscheinungen bei normaler Darmdurchlässigkeit auftreten. Entscheidend sind unserer Auffassung nach nicht die bakteriochemischen Vorgänge im Darm allein, auch nicht die gesteigerte Darmdurchlässigkeit, sondern, und hierauf legen wir den größten Wert, die parenteral gelegene Stoffwechselkonstellation. Wir haben dies bereits bei der Besprechung der Aminbildung und Aminvergiftung erörtert.

---

[1] Eingehende Beschreibung bei Fischler.

Die klinische Beobachtung zeigt, daß die Kinder nicht aus voller Gesundheit an Toxikose erkranken. Dies wird von Czerny immer wieder betont. In der Regel geht der Toxikose ein Durchfall mit oder ohne Erbrechen voran. Man könnte im ersten Moment daran denken, für die Exsiccose jene Wasserverluste verantwortlich zu machen, die der Organismus durch den Durchfall und das Erbrechen erleidet. Bemerkenswert ist aber, daß auch bei stärkeren Durchfällen die Bluteindickung vermißt wird (Reiß, Rominger), während sie bei der Toxikose stets zu beobachten ist. Wir erblicken in der Anhydrämie eine Teilerscheinung der Exsiccose. Tun wir dies, dann müssen wir aber zu der Schlußfolgerung gelangen, daß der Durchfall selbst, obwohl die Wasserbestände des Körpers hierdurch reduziert werden, trotzdem keine durch die Blutuntersuchung nachweisbare Exsiccose herbeiführt.

Die klinische Beobachtung zeigt ferner, daß die Toxikose nicht allmählich sich entwickelt sondern, daß sie beim ernährungsgestörten Kind ziemlich plötzlich in Erscheinung tritt. Sind die Symptome der Toxikose vorhanden, auch wenn nur in leichterer Form, so ist die mehr oder weniger hochgradige Eindickung des Blutes sofort nachweisbar, wie auch die hochgradige Störung des Stoffwechsels, die sich am auffälligsten durch die Acidose verrät.

Auf die akute Entwicklung der Toxikose legen wir ein besonderes Gewicht, denn es ist klar, daß sie durch eine plötzliche und schwere Störung des Stoffwechsels herbeigeführt wird. Schon die klinische Beobachtung legt den Gedanken nahe, daß eine akute „Giftwirkung" vorliegen dürfte und unsere Untersuchungen sprechen unzweideutig dafür, daß dieses Gift unter den Körpern des intermediären Eiweißstoffwechsels zu suchen ist. Bei der typischen Toxikose sind eine ganze Reihe von Symptomen zu sehen, die als Kollapserscheinungen gedeutet werden müssen. Sie wurden bereits von Czerny-Keller, Finkelstein, Mautner, Marriott berücksichtigt. Diese Überlegungen führten uns dazu, die Wirkung von Shockgiften im Tierversuch zu untersuchen.

Wir führten diese Versuche mit Bayer und Fukuyama an jungen Hunden aus und zwar in der Weise, daß wir den Tieren intravenös 3—5 ccm einer $5^0/_0$igen Wittepeptonlösung injizierten. Wir beobachteten die klinischen Erscheinungen, die der Peptoninjektion folgten und untersuchten gleich nach dem Sinken des Blutdruckes die [H'], die Alkalireserve und die Ionenzusammensetzung des Blutes.

Wir fanden, daß im Peptonshock, bereits einige Minuten der Injektion folgend, die Alkalireserve erheblich sinkt und die [H'] des Blutes zunimmt. Der Kationengehalt des Blutserums nach der Methode von Fiske bestimmt, also der Gehalt an K, Na, Ca, Mg bleibt im wesentlichen unverändert. Vermehrt ist hingegen das Cl' und die Milchsäure im Blute. Schließlich finden wir auch eine Bluteindickung wechselnden Grades. Wir sehen also, daß der Peptonshock mit einer inkompensierten Acidose einhergeht und daß der Säure-Basenhaushalt dieselben Eigentümlichkeiten aufweist, wie wir sie bei der Toxikose und bei der experimentellen Exsiccose beschrieben haben. Zu erwähnen ist ferner an dieser Stelle die Beobachtung A. Hillers, daß im Histaminshock trotz der inkompensierten Acidose die Ammoniakausscheidung im Urin nicht vermehrt ist. Bemerkenswert ist dieser Befund aus dem Grunde, weil auch bei der Exsiccationsacidose nach unseren Untersuchungen, keine vermehrte Ammoniakausscheidung zu beobachten ist.

Diese Versuche zeigen also, daß es möglich ist, innerhalb von wenigen Minuten durch ein sogenanntes Shockgift, in unserem Falle also durch Pepton, eine schwere Acidose herbeizuführen, die dieselben Charakteristica aufweist wie die Exsiccationsacidose bzw. die Acidose des an Toxikose erkrankten Kindes.

Für die Entstehung der Acidose bei der Toxikose wurden im wesentlichen drei Momente in Betracht gezogen:

1. Die Alkaliverluste durch den Darm, die das Kind infolge der heftigen Durchfälle erleidet,

2. die enterale durch die Darmbakterien bewirkte Säurebildung und

3. die Oxydationshemmung.

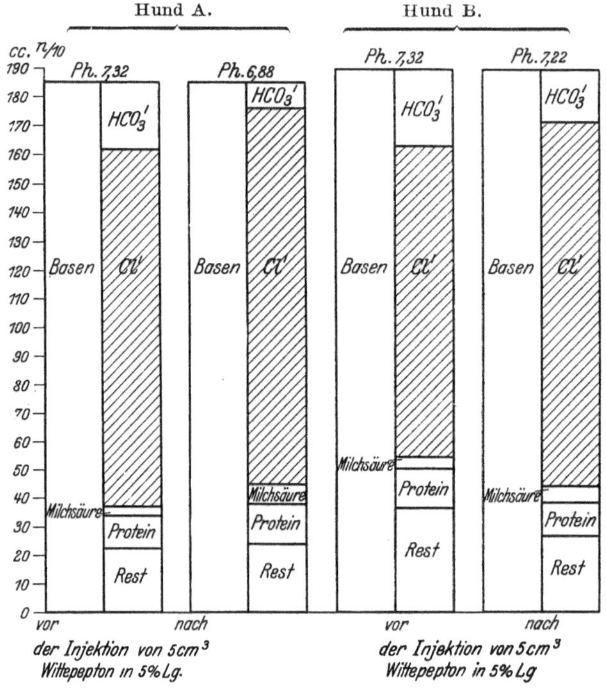

Abb. 11. Säure-Basengleichgewicht im Blut beim experimentellen Shock.
(Schiff, Bayer und Fukuyama.)

Die Acidose würde also zustande kommen:

a) durch die Alkaliverarmung des Körpers,

b) durch die Resorption und mangelhafte Verbrennung der in vermehrten Mengen im Darm gebildeten organischen Säuren.

Daß der Durchfall zu Alkaliverlusten führt, steht fest (Steinitz, L. F. Meyer, Holt und Mitarbeiter, Jundell). Daß hierdurch das Auftreten einer Acidose begünstigt wird, ist klar. Aber nur in diesem Sinne darf der Alkaliverlust durch den Darm im Rahmen des Säure-Basenhaushaltes bewertet werden. Der Alkaliverlust bedeutet nämlich, natürlich innerhalb gewisser Grenzen, noch keine Acidose sondern nur eine eingeschränkte Regulationsmöglichkeit. Keinesfalls kann aber die Acidose des an Toxikose erkrankten Kindes mit den Alkaliverlusten durch den Darm erklärt werden. Daß Durchfälle selbst noch

keine schwere Acidose zur Folge haben, braucht nicht weiter erörtert zu
werden.

Auch gegen die Annahme einer Säurevergiftung vom Darm aus lassen sich
manche Einwände erheben. Eine solche wurde bereits von Yllpö abgelehnt,
weil er eine starke Säuerung im Darm bei der Toxikose vermißte. Allerdings
wird man sich den Ausführungen Yllpös nicht anschließen können. Zunächst
weil er seine Untersuchungen an der Leiche ausführte und ferner, weil, wie
dies bereits von Freudenberg betont wurde, durch die sicherlich vorgenom-
menen therapeutischen Maßnahmen die ursprünglichen Verhältnisse im Darm
nicht mehr vorlagen und schließlich, weil in einem so pufferreichen Gemisch
wie im Darminhalt die Bestimmung der Wasserstoffionenkonzentration allein
nicht als Maß der Säurebildung herangezogen werden kann. Auch der Befund
von Aron und Franz, daß bei der Toxikose flüchtige Fettsäuren und die Oxal-
säure im Harn nicht vermehrt ausgeschieden werden, braucht in keiner Richtung
etwas zu besagen. Gegen die Annahme einer Säurevergiftung vom Darm aus
spricht aber die klinische Beobachtung. Wir sehen nämlich typische Fälle
von Toxikose, auch ohne Durchfälle, und ferner beobachten wir denselben Acidosetypus wie bei der Toxikose auch bei der experimentellen Exsiccose, bei
welcher von Alkaliverlusten infolge von Durchfällen keine Rede sein kann.
Schließlich muß gesagt werden, daß wenn bei der Toxikose heftige Durchfälle
bestehen, es sehr unwahrscheinlich ist, daß eine erhebliche Säureresorption
vom Darm aus überhaupt erfolgen kann.

Die bereits erörterten experimentellen Befunde über die oxydativen Vorgänge im Körper bei der Toxikose und der experimentellen Exsiccose wie auch
theoretische Überlegungen führten uns zu der Annahme, daß die Acidose, die
wir bei der Toxikose zu sehen bekommen, in erster Linie eine Gewebsacidose ist und eine anoxämische (oder hypoxämische) Acidose sein
dürfte. In diesem Sinne sprechen auch die Beobachtungen von Peters,
Bulger, Eisenman und Lee. Diese Forscher fanden, daß Sauerstoffmangel
zur Acidose führt, und daß diese anoxämische Acidose durch Cl'-Vermehrung
im Blute und durch die Zunahme der Eiweißkonzentration im Blutserum gekennzeichnet ist.

Der Säure-Basenhaushalt zeigt also beim Shock, bei der Anoxämie, bei der experimentellen Exsiccose und bei der Toxikose
dieselben Veränderungen.

Wir möchten nun kurz die klinischen Erscheinungen des Peptonshocks so,
wie wir sie in unseren Tierversuchen beobachteten, schildern. Das führende
Symptom ist die Blutdrucksenkung. Mit dem Sinken des Blutdruckes tritt
Brechreiz bzw. Erbrechen auf, und oft ist auch eine gesteigerte Darmperistaltik
zu beobachten. Bald werden die Tiere dann mehr und mehr apathisch, die
Atmung ist zunächst beschleunigt, allmählich aber vertiefen sich die Atem-
züge, und je mehr beim Tier der komatöse Zustand sich entwickelt, umso deutlicher tritt die große Atmung in den Vordergrund. Manche Hunde überleben
den Shock, während andere im tiefen Koma verenden. Wird der Versuch an
Hunden angestellt, bei welchen auf experimentellem Wege vorher eine Exsiccose
herbeigeführt wurde, so bekommt man den Eindruck, als ob diese dem Shock
gegenüber empfindlicher wären als die Tiere in normalem Ernährungszustand.

Nicht nur der Stoffwechsel also, sondern auch die klinischen Erscheinungen erinnern auf der Höhe des Shocks in vieler Hinsicht an das Bild der Toxikose beim Kinde.

In den letzten Jahren berichteten Bessau und Rosenbaum über Versuche, die den Zweck hatten, beim Tier ein der Toxikose des Kindes entsprechendes Krankheitsbild hervorzurufen. Wir möchten zunächst auf diese Untersuchungen zu sprechen kommen.

Ebenso wie wir, versuchten auch Bessau und Rosenbaum auf dem Wege der Exsiccose bei jungen Hunden ein der Toxikose des Kindes entsprechendes Krankheitsbild herbeizuführen. Im Gegensatz zu Kramár und in Übereinstimmung mit uns ist dies ihnen aber nicht gelungen. Nun schlug Bessau vor, die Tiere im Stadium der Exsiccose mit Coliendotoxin zu behandeln in der Erwartung, daß es vielleicht auf diesem Wege gelingen würde, beim Hunde eine Toxikose zu erzeugen. Auf Bessaus Veranlassung wurden diese Versuche von Rosenbaum vorgenommen. Er spritzte intravenös bzw. intrakardial den Hunden eine Aufschwemmung von abgetöteten Colibacillen. Nach der Injektion kam es zum Erbrechen; blutiger Durchfall, Fieber bzw. Untertemperatur stellten sich ein. Die Tiere verfielen in einen komatösen Zustand und ungefähr eine Stunde der Injektion folgend zeigten sie einen Atemtypus, der der sogenannten großen Atmung entsprach. Dasselbe klinische Bild entwickelte sich, wenn anstatt von Coli, Ruhr- oder Typhusendotoxin injiziert wurde, während bei Einspritzung von Pertussis- oder Influenzagift es nicht zur Beobachtung kam.

Auf Grund von diesen Versuchen kommen Bessau und Rosenbaum zu der Folgerung, daß das Auftreten der Toxikose zwei Bedingungen zur Voraussetzung hat: Die Exsiccose und die bakterielle Giftwirkung.

In ihren weiteren Versuchen machten Bessau und Rosenbaum die interessante Beobachtung, daß die Exsiccose die Bluthirnschranke öffnet. Den Entstehungsmechanismus der Toxikose stellen sie sich nun in der Weise vor, daß durch die Exsiccose die Bluthirnschranke geöffnet wird, wodurch das bakterielle Gift die Möglichkeit hat, an die nervösen Zentren heranzutreten. Nach Bessau und Rosenbaum ist „der gesamte Intoxikationskomplex cerebraler Natur".

Bei kritischer Würdigung lassen sich aber gegen die Deutung dieser Versuchsergebnisse manche und unseres Erachtens gewichtige Einwände erheben.

Bessau und Rosenbaum führen als Hauptkriterium der Toxikose die große Atmung an. Nur wenn es gelingt, im Tierversuch die große Atmung zu erzeugen, darf das Krankheitsbild mit der Toxikose des Kindes analogisiert werden. So hoch wir selber die große Atmung als klinisches Symptom in der Diagnostik der Toxikose auch einschätzen, so darf sie allein im Versuch doch nicht als das Experimentum crucis angesehen werden. Dies um so weniger, weil dieselben bakteriellen Gifte auch bei den nichtwasserverarmten Tieren den Atemtypus ausgesprochen beeinflußten. Bei diesen schildert Rosenbaum das klinische Bild folgendermaßen: „Nach 15 bis 25 Minuten erfolgt fast regelmäßig ein breiiger bis dünnbreiiger Stuhl, danach reichliches Erbrechen. Die Temperatur ist mäßig erhöht. Allmählich verändert sich der Gesamtzustand. Würgen, erneutes Erbrechen, spritzende Stühle nun oft schon mit Blut untermengt, setzen ein. Die Atmung ist bis zum Doppelten der Norm beschleunigt,

vom Typ der Flankenatmung ohne Mitbeteiligung der vorderen Thorax-
partien".

Wird das bakterielle Gift Tieren gespritzt, die im Stadium der Exsiccose
sich befinden, so kommt es, wie erwähnt, zu denselben klinischen Erscheinungen
nur mit dem Unterschied, daß bei diesen durchschnittlich eine Stunde nach der
Einverleibung der bakteriellen Leibessubstanz eine Verlangsamung der Atmung
eintritt. „Jetzt heben und senken sich die vorderen Rippenpartien und geben
der Atmung immer mehr und mehr jenen Charakter, der uns von der Säuglings-
toxikose her wohl bekannt ist".

Bessau und Rosenbaum bauen ihre Folgerungen auf die Verschiedenheit des Atemtypus bei ihren Versuchen auf. Berechtigt wäre dies aber nur
in dem Falle, wenn beiden Atemtypen verschiedene Stoffwechselvorgänge
zugrundeliegen würden und ferner, wenn bei der Toxikose ausschließlich nur
die verlangsamte und vertiefte Atmung zu beobachten wäre.

Was die Verschiedenheit des Stoffwechsels betrifft, kann diese Frage auf
Grund der Untersuchungen Rosenbaums selbst beantwortet werden. Sowohl
bei den Tieren mit Exsiccose wie auch bei den Kontrolltieren zeigte die Alkalireserve und die [H'] des Blutes der Injektion folgend dieselbe Veränderung.
Wir finden also, jedenfalls in quantitativer Hinsicht, bei beiden Atemtypen
den Säure-Basenhaushalt im selben Sinne verändert. Eine hämatogene Dyspnöe
wurde also nicht erwiesen, sondern nur das gleichartige Bestehen einer Blut-
acidose. Auf Grund von diesen Beobachtungen Rosenbaums ist es also nicht
möglich, die beiden Atemtypen auf stoffwechselphysiologischer Basis zu trennen.
Was schließlich die klinische Seite der Frage betrifft, so ergibt die Beobachtung
am Krankenbett, daß bei der Toxikose in der Tat beide Atemtypen beobachtet
werden können. Man sieht die große Atmung, wie sie von Czerny beschrieben
wurde, wie auch den Atemtypus, den Finkelstein mit dem des gehetzten
Wildes vergleicht.

Die bisherigen Untersuchungen Rosenbaums erbrachten also keinen Beweis
dafür, daß die genannten bakteriellen Gifte bei der Exsiccose prinzipiell anders
wirken als beim Tier, das keine Wasserverluste erlitten hat. Die Differenzen
in der Wirkungsweise sind nicht qualitativer, sondern nur quantitativer Natur,
ähnlich wie wir solche selbst in Versuchen mit Bayer bei jungen Mäusen beobachteten. Die große Atmung halten wir auch weiterhin für eine Ab-
wehrmaßnahme des Organismus. Sie ist eine Schutzvorrichtung
gegen die Acidose. Den Reiz für die große Atmung stellt die Acidose
dar und den Angriffpunkt dieses Reizes das Atemzentrum. In diesem
Sinne kann natürlich die große Atmung als eine cerebrale Erscheinung angesehen werden. Die beschleunigte Atmung und die große Atmung brauchen
keine Gegensätze zu sein. Der Zweck in beiden Fällen ist die CO_2-Elimination.
Sie entsprechen wahrscheinlich dem Reiz- bzw. dem Ermüdungszustand des
Atemzentrums.

Das Entscheidende in den Versuchen Rosenbaums ist also unseres Erachtens nicht die Endotoxinwirkung auf die Gehirnsubstanz, sondern der durch
die intravenöse Einspritzung des bakteriellen Giftes herbeigeführte zirkulato-
rische Shock, der auch durch Shockgifte nicht bakteriellen Ursprunges in derselben Weise herbeigeführt werden kann. So interessant auch der Nachweis
ist, daß die Exsiccose die Bluthirnschranke öffnet, so glauben wir doch nicht,

daß ihr beim Zustandekommen der Toxikose eine wesentliche Bedeutung zukommt. Vor allem aus dem Grunde nicht, weil die vermehrte Durchlässigkeit der Bluthirnschranke bei den verschiedensten Erkrankungen des Säuglingsalters, die mit der Toxikose nichts zu tun haben, bereits nachgewiesen wurde. Ebenso wie die vermehrte Durchlässigkeit des Darmes und die endogene Invasion des Dünndarmes für Colibacillen betrachten wir auch die offene Bluthirnschranke nur als eine coordinierte Erscheinung bei der Toxikose.

Wenn wir den plötzlichen Zusammenbruch des Stoffwechsels bei der Toxikose auf die Wirkung eines Shockgiftes zurückführen, so ist noch die Frage zu erörtern, wie weit eine solche Analogisierung der beiden Zustände zulässig ist. Aus diesem Grunde möchten wir zunächst die Klinik des Shocks kurz besprechen.

Das führende Symptom beim Shock ist die rasch einsetzende Blutdrucksenkung, die als Folge der schlechten diastolischen Füllung des Herzens und des hierdurch bedingten geringen Schlagvolumens wie auch durch die Lähmung der Capillaren herbeigeführt wird. Die ungenügende periphere Durchblutung äußert sich klinisch in der plötzlich auftretenden Blässe der Haut. Der Puls ist schlecht gefüllt, manchmal überhaupt nicht zu tasten, die Herztöne sind rein aber leise und oft kann eine Embryokardie in Erscheinung treten. Die Atmung ist zunächst beschleunigt, allmählich entwickelt sich dann die vertiefte und verlangsamte Atmung. Die Mundschleimhaut ist trocken; es tritt Meteorismus auf und nun treten cerebrale Erscheinungen in den Vordergrund, die sich im klinischen Bild durch Trübung des Sensoriums, Koma, Störungen im vegetativen Nervensystem, Erbrechen, zentrale Schweißbildung verraten. Oft ist im Shock auch die Darmperistaltik beschleunigt. Ebenso akut wie die Blutdrucksenkung kommt es zur Acidose. Die Alkalireserve sinkt, die [H·] des Blutes nimmt zu, und wie erwähnt ist auch diese Acidose durch die Vermehrung des Cl′ im Blutserum in erster Linie charakterisiert. Nach den Untersuchungen von Aub und Wu ist im Shock auch der Blutzucker vermehrt. Zu erwähnen ist ferner die Anhydrämie, die darauf zurückgeführt wird, daß die Shockgifte zugleich auch Capillargifte sind, die die Capillarwand durchlässiger machen, wodurch Plasma in die Gewebe austritt. Untersucht man im Capillarblut und im Venenblut die Zahl der roten Blutkörperchen, so findet man sie im Capillarblut vermehrt, während normalerweise, nach den Untersuchungen von Hill und Queen die Zahl der Erythrocyten im Capillarblut und im venösen Blut dieselbe ist. Die Shockgifte führen aber nicht allein zu einer vermehrten Durchlässigkeit der Capillarwand, sondern sie lähmen auch die Capillaren. Sie verlieren ihre Kontraktilität, und das Blut bleibt in den erweiterten Capillaren liegen. Die graue, leicht livide Verfärbung der Haut, die im schweren Shock zu beobachten ist, ist die Folge dieser capillaren Stase. Tritt nun durch die geschädigte Capillarwand reichlich Plasma hindurch, so nimmt die Menge des zirkulierenden Blutes natürlich ab. Es kommt also zur Oligämie. Durch die schlechte diastolische Füllung des Herzens, durch die Oligämie und infolge des niedrigen Blutdruckes wird natürlich die Zirkulation erheblich geschädigt. Selbstverständlich wird durch das akute Einsetzen dieser Zirkulationsstörung der Stoffwechsel schwer in Mitleidenschaft gezogen. Es leidet die Sauerstoffversorgung der Zellen und infolge der mangelhaften Verbrennung kommt es zur anoxämischen (bzw. hypoxämischen) Acidose. Ebenso wie im Tierexperiment, wenn den Tieren z. B. ein sauerstoffarmes Gasgemisch zur Einatmung angeboten wird, oder die Sauerstoffaufnahme mit der Inspirationsluft auf anderem Wege eingeschränkt wird. Natürlich wird infolge der ungenügenden Sauerstoffversorgung der Stoffwechsel verlangsamt, und Aub hat den erniedrigten Grundumsatz im Shock auch tatsächlich nachgewiesen. Ebenso fand er den Sauerstoffgehalt des venösen Blutes im Shock erheblich herabgesetzt als Zeichen dafür, daß die Zirkulation stark verlangsamt ist. Bemerkenswert ist schließlich, daß im Shock die Sauerstoffkapazität des Blutes herabgesetzt ist. Aub und Cunnigham fanden bei einem Blutdruck von 50—70 mm die Sauerstoffkapazität gegenüber 50—80$^0/_0$ des Normalwertes auf 16—24$^0/_0$ erniedrigt.

Analysieren wir von diesem Gesichtspunkte aus die Toxikose, so muß gesagt werden, daß wir bei dieser dieselben klinischen Erscheinungen und Stoffwechselvorgänge beobachten, die auch für den Shock charakteristisch sind.

Auch bei der Toxikose kommt es zur Oligämie. Das Blut ist eingedickt, und das kleine Herz (Czerny) führe ich ebenso wie Lange und Feldmann auf die ungenügende diastolische Füllung zurück. So ist auch sicherlich bei der Toxikose die zirkulierende Blutmenge herabgesetzt. Die Hautfarbe ist bei der Toxikose blaß, ebenfalls in Folge der arteriellen Anämie und die graue Farbe, die in schweren Fällen oft zu sehen ist, entspricht ebenso wie beim Shock einer capillaren Stase. Auch bei der Toxikose ist die Zahl der Erythrocyten im Capillarblut höher als im venösen (Marriott) und dasselbe Verhalten konnten wir mit Bayer auch bei der experimentellen Exsiccose nachweisen. Der Blutdruck ist bei der Toxikose herabgesetzt, wenn auch im Beginne der Erkrankung, wohl infolge der Verengerung der Arteriolen die Blutdrucksenkung nicht regelmäßig in Erscheinung tritt (Mautner, Marriott, Finkelstein). Infolge der ungenügenden Füllung des Herzens, infolge der Capillarschädigung und des herabgesetzten Blutdruckes kommt es auch bei der Toxikose zu einer mangelhaften Blutversorgung der Gewebe und die verlangsamte Blutdurchströmung wurde von Marriott mit der kalorimetrischen Methode und bei der experimentellen Exsiccose von Corcan und Klein nachgewiesen. Ebenso wie im Shock kommt es auch bei der Toxikose zum Volumen pulmonum auctum mit sekundärem Tiefstand des Zwerchfells (Czerny, Bauer). Schließlich sind noch die cerebralen Symptome bei der Toxikose zu erwähnen, das Koma, die nervösen Reiz- und Lähmungserscheinungen, die Säureatmung, also ein Symptomenkomplex, den wir auch beim Shock zu sehen bekommen.

Auf die Stoffwechselbefunde bei der Toxikose brauchen wir nicht näher einzugehen, da diese bereits ausführlich besprochen wurden. Wir erwähnten, daß die Acidose bei der Toxikose dieselben Eigentümlichkeiten aufweist wie die Acidose beim Shock und daß wir sie auf eine durch Anoxämie bedingte Säurebildung im intermediären Stoffwechsel zurückführen. Nun ist hinsichtlich der Anoxämie bei der Toxikose mit einem Circulus vitiosus zu rechnen. Bekannt ist nämlich, daß, wenn man dem Blute eine nicht flüchtige Säure hinzufügt, es weniger Sauerstoff aufnimmt als normales Blut (Barcroft). Bei einer bestimmten Sauerstoffspannung wird also das Blut um so weniger Sauerstoff aufnehmen, je mehr die CO_2-Spannung in die Höhe geht. Da nun bei der Toxikose eine Acidose vorliegt, so muß angenommen werden, daß hierdurch das

Sauerstoffbindungsvermögen des Blutes leidet. Yllpö wies nach, daß die Sauerstoffdissoziationskurve des Blutes bei der Toxikose einen niedrigen Verlauf zeigt. Infolge der Acidose führt also das Blut weniger Sauerstoff zu den Zellen, wodurch der Sauerstoffmangel noch weiter verschärft wird. Die Differenzen sind hierbei ganz erheblich. So fanden Howland und Marriott, daß während normales Blut in Abwesenheit von CO_2 bei einer Sauerstoffspannung von 17 mm 70—80% O_2 bindet, vom acidotischen Blut nur 15—25% O_2 gebunden werden. Yllpö fand bei einem Sauerstoffpartialdruck von 35 mm Hg, daß das Blut eines acidotischen Säuglings nur 50% O_2 gebunden hat gegenüber dem Normalwert von 92%. Wir sehen also den Circulus vitiosus, der darin besteht, daß die Anoxämie zur Acidose führt und diese wiederum die Anoxämie bzw. Hypoxämie verschärft.

Die Symptomatologie und der Stoffwechsel bei der Toxikose zeigen also im wesentlichen dieselben Veränderungen wie der Shock. Die Analogisierung beider Zustände ist somit berechtigt.

Auf Grund unserer Ausführungen stellen wir uns die Entstehung der Toxikose folgendermaßen vor:

In der Regel erkranken die Kinder zunächst an einem gewöhnlichen Durchfall. Wird dieser nicht rechtzeitig behoben, so kommt es infolge des Durchfalles zur Wasserverarmung des Körpers. Der Wasserbestand des Organismus erschöpft sich immer mehr und mehr und wenn die Wasserverarmung eine gewisse, individuelle allerdings verschiedene Grenze überschreitet, und wenn die Wasserverluste akut erfolgen, so daß eine Anpassung sich nicht ausbilden kann, dann versagt die Regulation des Wasserhaushaltes. Es kommt zu einer Störung der Leberfunktion und Eiweißabbauprodukte, die normalerweise von der Leber zurückgehalten und entgiftet werden, gelangen in die Zirkulation. Die Capillaren werden geschädigt, Anhydrämie und Oligämie stellen sich ein, das Herz wird schlecht gefüllt, die Organe mangelhaft durchblutet, kurzum, es kommt zum Shock. Nun leidet die Sauerstoffversorgung der Gewebe, Anoxämie bzw. Hypoxämie stellen sich ein und auf diesem Wege entsteht dann die Gewebsacidose.

Das wesentliche beim Zustandekommen der Toxikose ist also:

a) die Wasserverarmung des Körpers, die

b) die Leberfunktion schädigt, wodurch eine Störung des intermediären Eiweißstoffwechsels erfolgt und

c) ein Shockgift in die Zirkulation gelangt.

Welche Bedeutung die Leber beim Shock hat, ergibt sich unter anderen aus den Beobachtungen von Whipple, Smith und Belt. Diese Autoren fanden, daß, wenn die Leberfunktion durch Phosphor oder Chloroform geschädigt wird, es viel leichter ist, den Shock auszulösen und daß der Shock auch wesentlich schwerer verläuft als bei normaler Lebertätigkeit. Bei Schädigung anderer Organe konnte dies nicht beobachtet werden.

Um Mißverständnissen vorzubeugen, möchten wir schließlich noch folgendes betonen. Wenn wir von Shockgiften sprechen und diese mit dem gestörten intermediären Eiweißstoffwechsel in Zusammenhang bringen, so denken wir hierbei natürlich nicht nur an das Nahrungseiweiß. Versagt die Entgiftung, vermutlich durch die gestörte Leberfunktion, so wird, gleichgültig ob Nahrungseiweiß, bakterielle Substanzen oder vielleicht eine intravitale Autolyse die Quelle des Shockgiftes darstellt, die Wirkung auf den Organismus im wesentlichen stets dieselbe sein. Das Entscheidende ist, daß ein Shockgift gebildet wird und daß dieses auf den Organismus einwirkt. So ist auch zu erklären, daß der für die Toxikose charakteristische Symptomenkomplex bei den ätiologisch verschiedensten Erkrankungen in Erscheinung treten kann. Wir sehen Toxikosen bei alimentären Störungen, ebenso wie bei Infekten. Von einer einheitlichen Ätiologie der Toxikose kann also keine Rede sein. Aus diesem Grunde sind auch alle Bestrebungen, die Toxikose z. B. auf eine einheitliche bakterielle Infektion zurückführen zu wollen, verfehlt. Einheitlich bei der Toxikose ist eben nur der Reaktionsablauf, nicht aber die Ätiologie.

Es würde zu weit führen, wenn wir alle Theorien, die über die Entstehung der Toxikose aufgestellt wurden, hier erörtern wollten. Sicher ist nur, daß die meisten von diesen viel zu einseitig sind, um das gesamte Bild der Toxikose befriedigend erklären zu können. Wir versuchten in jahrelanger systematischer Arbeit dem Problem näher zu kommen. Alle unsere Fragestellungen gingen von der klinischen Beobachtung aus und wir bemühten uns, sie auf experimentellem Wege zu beantworten. Bei allen unseren Untersuchungen leitete uns von Anfang an folgender Gedanke. Ebenso wie der Chemiker bei der Bestimmung der Konstitution einer Substanz nicht mit der einfachen Analyse sich begnügt, sondern sie nur dann als geklärt ansieht, wenn ihm die Synthese glückt, so glaubten auch wir bei unseren Arbeiten, das Hauptgewicht auf die Erforschung der Entstehungsbedingungen der für die Toxikose charakteristischen Symptome und Stoffwechselvorgänge legen zu müssen. Das Kriterium dafür, ob man diese Bedingungen beherrscht, ist die experimentelle Reproduzierbarkeit der Erscheinungen. Wir glauben, behaupten zu dürfen, daß uns dies in einem ziemlich weiten Umfange tatsächlich auch gelungen ist. So ermöglichen unsere Beobachtungen ein auf experimenteller Grundlage aufgebautes Bild über die Toxikose zu entwerfen, die sowohl mit der klinischen Symptomatologie wie auch mit der Stoffwechselpathologie dieser Erkrankung in gutem Einklang steht.

Therapie der Exsiccose.

Unsere Untersuchungen ergaben, daß der Eiweißgehalt der Nahrung den Wasserbedarf des Organismus wesentlich beeinflußt. Im Experiment ist Exsiccose nur dann herbeizuführen, wenn im Verhältnis zu der zugeführten Wassermenge die Nahrung relativ zuviel Eiweiß enthält. Bei eiweißfreier Nahrung kommt es auch bei geringer Wasserzufuhr nicht zur Exsiccose.

Diese Beobachtungen zeigten uns den Weg zur Bekämpfung der Exsiccose. Wir schlugen mit Bayer vor, die Kinder zunächst so lange eiweißfrei zu ernähren bis die klinischen Symptome der Exsiccose verschwunden sind. Des weiteren machten wir den Vorschlag die Kinder nicht hungern zu lassen, vor allem um einen verstärkten endogenen Eiweißabbau zu verhüten. Da Fett als Kalorienträger bei mit Durchfällen einhergehenden Erkrankungen aus bekannten Gründen nicht in Frage kommt, empfahlen wir, die Verabreichung von Kohlenhydraten. Die Salzzufuhr erfolgte in Form von Ringerlösung, oder wir gaben eine mit Schleim zur Hälfte verdünnte Molke. Unsere eiweißfreie Nahrung, die wir zu therapeutischen Zwecken verwandten, bestand also aus Ringerlösung oder verdünnter Molke mit einem Zusatz von 15% Nährzucker. Es gelingt mit dieser Nahrung, den Kalorienbedarf des Kindes zum größten Teil zu befriedigen.

Schwere Exsiccosen, wie sie bei der Toxikose zu sehen sind, kommen bei uns nur selten vor. Aus diesem Grunde ist es uns nicht möglich gewesen, die von uns vorgeschlagene Therapie an einem größeren Krankenmaterial anzuwenden. In den wenigen Fällen, wo wir sie anwandten, waren wir von den günstigen Erfolgen dermaßen überrascht, daß wir uns veranlaßt sahen, die Nachprüfung anzuregen.

Nachgeprüft in zahlreichen Fällen wurde unser therapeutischer Vorschlag durch J. Caspari in Tel a Viv. Leider veröffentlichte er noch nicht seine Beobachtungen. Es liegt nur eine briefliche Mitteilung vor. Caspari berichtet über auffallend günstige Erfolge und schreibt, daß von den verschiedenen therapeutischen Methoden, die er in der Therapie der Toxikose anwandte, unser Verfahren ihm sich am besten bewährte. In der Literatur finde ich nur den Vortrag Ylppös über diesen Gegenstand. Er behandelte 3 Toxikosen nach unseren Angaben, ohne daß es ihm gelungen wäre, die Kinder am Leben zu erhalten. Weitere 5 Fälle von „deutlicher Intoxikation" behandelte dann Ylppö mit seiner Eiermilchsuppe (500 g Milch, 500 g Haferschleim, 5% Kochzucker, 1 Ei). Von diesen Kindern starben 3 und 2 blieben am Leben. Auf die leider ungewöhnlich oberflächliche Kritik, die Ylppö uns gegenüber anwendet, wollen wir hier nicht eingehen. Bemerkenswert ist aber, daß während er unsere Therapie ablehnt, er zur Behandlung von schweren Toxikosen, wenn keine Frauenmilch zur Verfügung steht, seine Eiermilchsuppe empfiehlt. Anschließend berichtet Ylppö über 15 Toxikosen, die er mit Frauenmilch behandelte. Von diesen Kindern starben 11. Wenn Ylppö nach diesen therapeutischen Erfahrungen zur Behandlung der Toxikose die Frauenmilch an erster Stelle empfiehlt, so ist das schwer zu begreifen. Was er darüber hinaus von seiner Eiermilchsuppe erwartet, ist ebenfalls schwer einzusehen. Allerdings ist Ylppö vorsichtig genug, bei der Beurteilung der therapeutischen Brauchbarkeit der Eiermilchsuppe auf sein kleines Material hinzuweisen, das ihm nicht ermöglicht, ein sicheres Urteil zu fällen. Mit derselben Begründung hätte Ylppö aber mit seinem Urteil auch uns gegenüber etwas zurückhaltender sein können.

In Wirklichkeit verwenden alle Autoren, soweit ich die Literatur übersehe, bei der Behandlung der Toxikose, wenn auch vielleicht nicht bewußt, eine wasserreiche und eiweißarme bzw. eiweißfreie Nahrung. Denn ob man abgekochtes Wasser, Tee, eine Salzlösung, verdünnte Molke oder die caseinfreie Einstellungsdiät von Moll anwendet, stets handelt es sich unseres Erachtens um dasselbe Prinzip, um die eiweißfreie bzw. eiweißarme und wasserreiche Nahrung. Wenn dann nach 1—2 Tagen eine eiweißhaltige Nahrung in Form von Frauenmilch, Buttermilch oder Eiweißmilch verabreicht wird, stets werden dem Kinde in den ersten Tagen im Verhältnis zur verabreichten Wassermenge nur geringe Mengen von diesen verabreicht. Wir betonen dies, weil wir den Eindruck haben, als ob manche Autoren, wie Rietschel, Rosenbaum unseren Forschungsergebnissen die klinische Erfahrung entgegen halten wollten, daß auch bei Anwendung von eiweißhaltigen Nahrungsgemischen z. B. von Eiweißmilch die „Entgiftung" bei der Toxikose erfolgen kann. Hierzu sei wiederum hervorgehoben, daß für die „Giftwirkung" nicht das Eiweiß als solches verantwortlich zu machen ist. Das Wesentlichste ist, wie wir immer wieder betont haben, die ungünstige Korrelation zwischen dem Wasser- und Eiweißgehalt der Nahrung.

Bemerkenswert ist das therapeutische Vorgehen Marfans. Er verabreicht so lange, bis die Symptome der Toxikose nicht verschwunden sind, nur abgekochtes Wasser. Dieselbe Behandlung wird auch von Monrad vorgeschlagen, und sowohl er wie Bratusch-Marrain berichten über günstige therapeutische Erfolge. Bei dieser Ernährungstherapie sah Bratusch-Marrain die Mortalität bei der Toxikose auf $40\,^0/_0$ sinken, während er früher, bei Anwendung der sonst üblichen therapeutischen Verfahren eine solche von $80\,^0/_0$ hatte. Ebenso wie wir, legen also auch die eben genannten Autoren darauf ein besonderes Gewicht, dem Kinde, so lange toxische Erscheinungen bestehen, und wenn dies auch mehrere Tage lang dauern sollte, vom Wasser abgesehen keine Nahrung zuzuführen. Ob durch den Kohlenhydratzusatz, wie wir dies vorschlugen, die therapeutischen Erfolge sich noch besser gestalten lassen, bleibt abzuwarten. Erst Erfahrungen an einem größeren Krankenmaterial, und was wir für besonders wichtig erachten, die kritische Betrachtung eines jeden einzelnen Falles wird hierauf die Antwort geben können.

Der Vorschlag, das an Toxikose erkrankte Kind, so lange bis die Symptome der Toxikose nicht verschwunden sind, eiweißfrei zu ernähren, wird auch durch die klinische Beobachtung unterstützt. So berichtet Lust, daß er bei 4 Säuglingen, die an einer einfachen Dyspepsie litten, nach Verabreichung von Eiweißwasser eine schwere Toxikose auftreten sah. In einem weiteren Falle von Dyspepsie kam es nach Zufuhr von 30 g Plasmon in Tee ebenfalls zu einer schweren Toxikose. Aus diesem Grunde warnt Lust vor der frühzeitigen Zufuhr von Eiweiß bei an Toxikose erkrankten Kindern. Goeppert berichtet, daß er Toxikosen sah, die nach einer 24 stündigen Eiweißwasserdiät nicht entgiftet wurden, während nach einer 24 stündigen Teepause die toxischen Erscheinungen schwanden. Auch Behrens sah bei einem Säugling, der an Durchfällen litt, nach Verabreichung von Plasmon in Tee, Toxikose auftreten.

Des weiteren ergibt sich aus unserer Darstellung, daß wir auch gegen den Shock therapeutisch vorgehen müssen. Wir haben zunächst das Gefäßsystem aufzufüllen. In Betracht kommen isotonische Salzlösungen (Kochsalz, Ringer, Normosal)[1] oder eine $4,5\,^0/_0$ige Traubenzuckerlösung. Sie werden intravenös und nur wenn dies nicht gelingen sollte, intrasinös gespritzt. Wir versuchten sowohl die Salz-Traubenzuckerinfusionen wie auch die Bluttransfusion. Von einer Überlegenheit der letzteren konnten wir uns nicht mit Sicherheit überzeugen. Wir spritzten von der Salzzuckerlösung 150—200 ccm, vom Blut 30 ccm pro Kilo Körpergewicht. Wer jemals solche Infusionen bei der Toxikose vorgenommen hat, wird die auffallende Besserung, die sich nach der Infusion einstellt, nicht bezweifeln können. Leider hält aber diese Besserung all zu oft nur eine kurze Zeit, 1—2 Stunden der Infusion folgend an. Wir verwenden die intravenöse Flüssigkeitszufuhr vor allem dann, wenn die Kinder heftig erbrechen. Ebenso wie Bessau halten auch wir das Erbrechen bei der Toxikose für ein cere-

---

[1] In der letzten Zeit wurden gegen die Anwendung Cl-haltiger Nährlösungen gewisse Bedenken erhoben.

brales Symptom, der unseres Erachtens durch den Shock ausgelöst wird. Wir haben den Eindruck, daß nach einer ausgiebigen Infusion der Brechreiz vorübergehend sich bessert, und nützen diese Zeit dazu aus, um dem Kinde oral Flüssigkeit zuzuführen. Auch wir glauben, so wie Backwin, Kleinschmidt, Bessau, Finkelstein, daß die orale Wasserzufuhr die Exsiccose wirksamer bekämpft als die parenterale Zufuhr von Flüssigkeit.

Trotz allem wird man oft genug Mißerfolge erleben. Verfolgt man durch wiederholte Untersuchung den Blutwassergehalt nach der Infusion, so wird man immer wieder Fällen begegnen, bei welchen die injizierte Flüssigkeit die Blutbahn nach kurzer Zeit, etwa nach 1—2 Stunden, verläßt. Um das Wasser im Blute gewissermaßen zu fixieren, wurde der Vorschlag gemacht, der Nährlösung ein Kolloid wie Gummi arabicum hinzuzusetzen oder einfach Blut zu injizieren. Nach eigener Erfahrung wird aber in schweren Fällen auch die injizierte Blutflüssigkeit im Gefäßsystem nicht gehalten. O. M. Schloß schlug vor, eine hypertonische Lösung intravenös und eine hypotonische intraperitoneal zu spritzen in der Erwartung, daß durch den gesteigerten osmotischen Druck die hypotonische Lösung in die Blutbahn einströmt. In den wenigen Fällen, wo ich diese Art der Anhydrämiebekämpfung versuchte, blieb aber der gewünschte Erfolg aus.

Wir haben bereits wiederholt den Satz ausgesprochen, daß nicht die akute Wasserverarmung als solche für die Toxikose charakteristisch ist, sondern die mehr oder weniger starke Neigung dieses Vorganges zur Irreversibilität. Natürlich dachten wir, ebenso wie später Stolte, an eine chemische Änderung des kolloidalen Substrates, die es nicht ermöglicht, das Wasser in normaler Weise und in normalem Umfange im Organismus zu binden. Insbesondere wurde dieser Gedanke durch die klinische Beobachtung wie auch durch unsere bereits erwähnten Untersuchungen nahegelegt, fanden wir doch die Quellbarkeit der Muskulatur von an Toxikose verstorbenen Kindern herabgesetzt. Die mehr oder weniger starke Beeinträchtigung der kolloidalen Wasserbindung könnte natürlich das verschiedenartige Verhalten der an Toxikose erkrankten Kinder therapeutischen Maßnahmen gegenüber erklären.

Das Problem der therapeutischen Beeinflußbarkeit der Toxikose kann aber auch von einer anderen Seite aus betrachtet werden.

N. M. Keith bestimmte beim Shock die zirkulierende Blutmenge und das Plasmavolumen. Auf Grund dieser Untersuchungen unterscheidet er 3 Formen des Shocks:

a) Der kompensierte Shock.

Das Blutvolumen ist höchstens um 20%, das Plasmavolumen nur um 10 bis 15% erniedrigt. Es strömt also Gewebswasser in die Blutbahn. Durch Flüssigkeitszufuhr ist dieser Shock leicht zu beseitigen.

b) Der partiell kompensierte Shock.

Hier ist sowohl das Blutvolumen wie auch das Plasmavolumen erniedrigt. Die Herabsetzung beträgt $25—35\%$. Therapeutischer Erfolg kann nur durch Infusion einer kolloidalen Lösung, am besten durch die Bluttransfusion erzielt werden.

c) Der unkompensierte Shock.

Das Blutvolumen ist um 35% oder noch mehr herabgesetzt. Plasma tritt aus der Blutbahn aus und es kommt zu Anhydrämie. Die Capillaren sind schwer geschädigt. Der unkompensierte Shock hat eine schlechte Prognose, weil die infundierte Flüssigkeit die Gefäße rasch verläßt und Ödeme veranlassen kann.

Wir glauben, daß auch für den therapeutischen Erfolg bei der Toxikose die Funktion der Blutcapillaren von wesentlichster Bedeutung ist. Entscheidend ist, in welchem Grade die Capillaren geschädigt sind. Eine Heilung der Toxikose ist nur dann zu erwarten, wenn es möglich ist, die Wasserverluste auszugleichen, also die Exsiccose zu beheben. Gelingt es nicht, durch intravenöse Zufuhr von Flüssigkeit die Anhydrämie zu beseitigen, wie dies z. B. auch bei ausgedehnter Verbrennung der Fall ist (Underhill), so ist die Prognose natürlich schlecht, wenn die Störung der Capillarfunktion sich nicht in kurzer Zeit gibt.

Hinsichtlich des Wasserhaushaltes bei der Toxikose, glauben wir die Störung der Capillarfunktion höher einschätzen zu müssen, als den veränderten Gewebschemismus. Natürlich zweifeln wir nicht daran, daß die Quellbarkeit der Gewebe bei der Toxikose herabgesetzt ist, nur glauben wir, auf Grund von experimentellen Beobachtungen, daß diese nicht die primäre Ursache der mangelhaften oder fehlenden Wasserbindung bei der Toxikose ist.

Wir haben leider keine Methoden zur Wiederherstellung der gestörten Capillarfunktion. Das Wesentliche in der Therapie der Toxikose ist auch heute noch die Bekämpfung der Exsiccose. Nur von einer rationellen Behandlung der akuten Wasserverarmung können therapeutische Erfolge bei der Toxikose erwartet werden.

Es wurde vorgeschlagen bei der Toxikose auch das Insulin anzuwenden (Wagner, Duzar u. a.). Leider versagt aber das Insulin in den schweren Fällen, und in den leichteren ist seine Anwendung überflüssig. Selbstverständlich kann das Insulin gegen die Acidose des an Toxikose erkrankten Kindes nichts ausrichten. Handelt es sich doch nicht, so wie beim Diabetes, um eine, durch primäre Störung der Kohlenhydratverwertung herbeigeführte ketonämische Acidose. Ebensowenig fördert das Insulin die Wasserretention bei der Toxikose. Besteht bereits eine Fettleber, so kann auch diese nicht durch die kombinierte Anwendung von Insulin und Zucker beseitigt werden. So glauben wir auf die weitere Besprechung der Insulintherapie bei der Toxikose verzichten zu dürfen.

Schließlich sei noch erwähnt, daß wir nicht die Absicht hatten, an dieser Stelle die Therapie der Toxikose ausführlich zu schildern. Sie wurde nur soweit berücksichtigt, als sich dies bei der Besprechung der Exsiccosebehandlung als notwendig erwies. Ebensowenig konnten wir das ganze Toxikoseproblem besprechen. Auch dieses wurde nur im Zusammenhang mit der Exsiccose berücksichtigt.

Stoffwechsel und Energiewechsel. Gesamtstoffwechsel. Energiewechsel. Intermediärer Stoffwechsel. Bearbeitet von F. Bertram, K. Boresch, A. Bornstein, P. Ernst, K. Fromherz, E. Grafe, P. Grosser, K. Holm, S. Isaac, H. Jost. G. Klein, F. W. Krzywanek, E. Leupold-O. Neubauer, M. Rubner, H. Schroeder, R. Siegel, W. Stepp, S. J. Thannhauser. ⟨Bildet Band V vom „Handbuch der normalen und pathologischen Physiologie".⟩ Mit 48 Abbildungen. XV, 1325 Seiten. 1928.   RM 118.—; gebunden RM 126.—

Methodik des Stoffwechsels und Energiewechsels. Von Dr. H. W. Knipping, Privatdozent an der Medizinischen Klinik der Universität Hamburg und Dr. Peter Rona, Professor an der Universität Berlin. ⟨Praktikum der physiologischen Chemie, herausgegeben von Peter Rona, dritter Teil.⟩ Mit 107 Textabbildungen. VI, 268 Seiten. 1928.   RM 15.—

Klinische Gasstoffwechseltechnik. Von Dr. H. W. Knipping, Privatdozent an der Medizinischen Klinik der Universität Hamburg, und Dr. H. L. Kowitz, Professor an der Medizinischen Klinik der Universität Hamburg. Mit 72 Abbildungen im Text und auf 2 Tafeln. VI, 193 Seiten. 1928.   RM 18—

Blut. Bewegungsapparat. Konstitution. Stoffwechsel. Blutdrüsen. Erkrankungen aus physikalischen Ursachen. Vergiftungen. ⟨Aus „Handbuch der inneren Medizin". Zweite Auflage, herausgegeben von Professor Dr. G. v. Bergmann-Berlin und Professor Dr. R. Staehelin-Basel, vierter Band.⟩
I. Teil. Mit 126 zum Teil farbigen Abbildungen. XII, 1033 Seiten. 1926.
Gebunden RM 69.—
II. Teil. Mit 53 zum Teil farbigen Abbildungen. XVI, 992 Seiten. 1927.
Gebunden RM 69.—
(Die Abnahme eines Teiles eines Bandes verpflichtet zum Kauf des ganzen Bandes.)

Wärme- und Wasserhaushalt, Umweltfaktoren, Schlaf, Altern und Sterben, Konstitution und Vererbung. Bearbeitet von L. Adler†, J. Bauer, W. Caspari, U. Ebbecke, C. v. Economo, H. Freund, C. Herbst, S. Hirsch, A. Hoche, H. Hoffmann, R. W. Hoffmann, R. Isenschmid, A. Jodlbauer, O. Kestner, H. W. Knipping, E. Korscheit, F. Lenz, F. Linke, E. Meyer, H. H. Meyer, W. Nonnenbruch, J. K. Parnas, E. P. Pick, H. Schade, J. H. Schultz, R. Siebeck, R. Stoppel, J. Strasburger. ⟨Aus „Handbuch der normalen und pathologischen Physiologie", 17. Band.⟩ Mit 179 Abbildungen. XI, 1204 Seiten. 1926.
RM 84.—; gebunden RM 90.60

Kohlehydratstoffwechsel und Insulin. Von J. J. R. Macleod, Professor der Physiologie an der Universität Toronto ⟨Canada⟩. Ins Deutsche übertragen von Dr. Hans Gremels, Assistent am Pharmakologischen Institut der Universität Hamburg. ⟨Bildet Band 12 der „Monographien aus dem Gesamtgebiet der Physiologie der Pflanzen und Tiere".⟩ Mit 33 Abbildungen. IX, 381 Seiten. 1927.
RM 24.—; gebunden RM 25.50

Die biogenen Amine und ihre Bedeutung für die Physiologie und Pathologie des pflanzlichen und tierischen Stoffwechsels. Von M. Guggenheim. Zweite, umgearbeitete und vermehrte Auflage. ⟨Bildet Band 3 der „Monographien aus dem Gesamtgebiet der Physiologie der Pflanzen und der Tiere".⟩ VIII, 474 Seiten. 1924.
RM 20.—; gebunden RM 21.—

Physiologie und Pathologie der Leber nach ihrem heutigen Stande. Von Professor Dr. Franz Fischler, München. Zweite Auflage. Mit 5 Kurven und 4 Abbildungen. IX, 310 Seiten. 1925.   RM 15.—

Avitaminosen und verwandte Krankheitszustände. Bearbeitet von Fachgelehrten. Herausgegeben von **W. Stepp** und **P. György.** ⟨Aus „Enzyklopädie der klinischen Medizin", Spezieller Teil.⟩ Mit 194 zum Teil farbigen Abbildungen. XII, 817 Seiten. 1927. RM 66.—, gebunden RM 69.—

Allgemeine pathologische Physiologie der Ernährung und des Stoffwechsels im Kindesalter. ⟨Allgemeine pathologische Symptomatologie.⟩ Von Professor Dr. **L. Tobler.** Unter Mitarbeit von 1. Assistenten G. Bessau. ⟨Aus „Handbuch der allgemeinen Pathologie und der pathologischen Anatomie des Kindesalters".⟩ Mit 34 Abbildungen. V, 278 Seiten. 1914. RM 10.—

Neugeborenen-, Hunger- und Intoxikationsacidosis in ihren Beziehungen zu einander. Studien über Acidosis bei Säuglingen, insbesondere im Lichte des Wasserstoffionen-„Stoffwechsels". Von Dr. **Arvo Ylppö.** ⟨Sonderabdruck aus der „Zeitschrift für Kinderheilkunde", Band 14.⟩ 184 Seiten. 1916. RM 5.70

Anatomie und Physiologie der Capillaren. Von **August Krogh,** Professor der Zoophysiologie an der Universität Kopenhagen. **Zweite Auflage.** Ins Deutsche übertragen von Dr. **Wilhelm Feldberg,** Vol.-Assistent am Physiologischen Institut der Universität Berlin. ⟨Bildet Band 5 der „Monographien aus dem Gesamtgebiet der Physiologie der Pflanzen und der Tiere".⟩ Mit 97 Abbildungen. IX, 353 Seiten. 1929. RM 26.—, gebunden RM 27.40

Die Atmungsfunktion des Blutes. Von **Joseph Barcroft,** Fellow of Kings College, Cambridge. Ins Deutsche übertragen von Dr. **Wilhelm Feldberg,** Vol.-Assistent am Physiologischen Institut der Universität Berlin.

Erster Teil: **Erfahrungen in großen Höhen.** Mit 47 Abbildungen. X, 218 Seiten. 1927. RM 15.—, gebunden RM 16.20

Zweiter Teil: **Hämoglobin.** Mit 63 Abbildungen. VII, 215 Seiten. 1929. RM 18.60, gebunden RM 19.80

⟨Bildet Band XIII und XVIII der „Monographien aus dem Gesamtgebiet der Physiologie der Pflanzen und der Tiere".⟩

Die Individualität des Blutes in der Biologie, in der Klinik und in der gerichtlichen Medizin. Von Dr. **Leone Lattes,** Professor an der Universität Modena. Nach der umgearbeiteten italienischen Auflage übersetzt und ergänzt durch einen Anhang: Die forensisch-medizinische Verwertbarkeit der Blutgruppendiagnose nach deutschem Recht. Von Dr. **Fritz Schiff,** Abteilungsdirektor am Städtischen Krankenhause im Friedrichshain, Berlin. Mit 48 Abbildungen. VI, 226 Seiten. 1925. RM 9.60

Die Technik der Blutgruppenuntersuchung für **Kliniker und Gerichtsärzte** nebst Berücksichtigung ihrer Anwendung in der Anthropologie und der Vererbungs- und Konstitutionsforschung. Von Dr. **Fritz Schiff,** Abteilungsdirektor am Städtischen Krankenhaus im Friedrichshain-Berlin. **Zweite, vermehrte Auflage.** Mit 32 zum Teil farbigen Abbildungen. VI, 91 Seiten. 1929. RM 8.60.

Blutkrankheiten. Eine Darstellung für die Praxis. Von Professor Dr. **Georg Rosenow,** Oberarzt an der Medizinischen Universitäts-Klinik in Königsberg i. Pr. ⟨Bildet Band XI der „Fachbücher für Ärzte", herausgegeben von der Schriftleitung der Klinischen Wochenschrift.⟩ Mit 43 zum Teil farbigen Abbildungen. VIII, 260 Seiten. 1925. Gebunden RM 27.—

Die Bezieher der „Klinischen Wochenschrift" erhalten die Fachbücher mit einem Nachlaß von 10%.